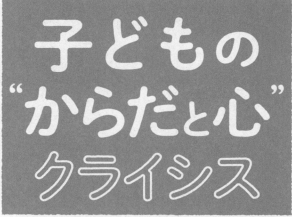

子どもの"からだと心"クライシス

「子ども時代」の保障に向けての提言

からだの博士
野井真吾

かもがわ出版

ま え が き

　子どもの"からだと心"を心配する声には根強いものがあります．本書では，その解決に向けた「はじめの一歩」として，長年，日本で心配されている子どもの"からだと心"の「おかしさ」ともいえる危機（クライシス）の現実，そして，そのことから読み取ることができる「おかしさ」からのメッセージをできるだけ紹介してみたいと思います．

　無論，これまでにもこのような作業は行ってきました．似たような著書も発行してきました．ただ，改めて，子どもの"からだと心"の「おかしさ」を世に問う必要性を強く感じました．その主な理由は，以下の2点にあります．

　1点目は，このような問題の解決には，子どもを取り巻くあらゆる立場の人が手を組んで協働する必要があると思うからです．

　とはいえ，現実は手を組むべき人たちが分断させられてしまっている状況も見受けられます．「モンスターペアレント」というコトバは，そのような時世を如実に物語っています．

　ただ，一見「困った親」にみえるのは，「困っている親」であることの表れであるともいいます．また，そもそも子どもを想わないおとなはいないと思います．そんな社会もないと思います．少なくとも，そう思いたいです．だとすれば，そのようなときだからこそ，子どもの"からだと心"の事実を示し，それを発信することが大切だと思うのです．

なぜならば，お互いの間に溝ができてしまっていても，その溝のこちら側からもあちら側からもみることができる事実を提示できれば，子どもを中心に据えた議論が立場を越えて巻き起こると思うからです．議論ができれば，立ち位置が異なる溝の向こう側の人の主張や想い，事情等もみえてきます．それらがみえてくれば，理解し合うこともできます．しかも，そこに示された事実が子どもの危機（クライシス）を示すものであれば，自ずと次の動きも生まれてくるとも思います．つまり，「事実が人を動かし，社会をつなげる」というわけです．

　また2点目は，虐待を発見した者には，それを通報する義務があると思うからです．

　本書が示すように，子どもの"からだと心"が発する危機（クライシス）は，かなり深刻な様相を呈しています．人類史上初の難局といってもいいでしょう．また，そこで示されている"からだと心"の問題は，虐待を受けている子どもたちと類似の身体症状と解釈することもできます．

　当然，虐待を発見した者には，それを通報する義務があります．子どもの"からだと心"の厳しい現実も同じです．その事実を知ってしまった以上，それを発信する責任があります．私自身，いただいた原稿依頼，講演依頼，取材協力等々に可能な限りお応えしよう，お応えしたいと考えているのもそのためです．つまり，一人でも多くの方々と「子どもの"からだと心"の現実を共有したい」というわけです．

　以上のことから，本書の第1部では，日本の子どもの「からだのおかしさ」の危機（クライシス）ともいえる現実を関連の証拠に基づいて紹介してみたいと思います．また，第2部では，「からだのおかしさ」として示される危機（クライシス）が，私たちおとなや社会に教えてくれていることを整理してみたいと思います．

　ただ，私一人の力では，到底，いまの子どもたちの厳しい現実をお知

らせし尽くせませんし，そのことが語ってくれているメッセージも解釈しきれません．そのため本書では，私の所属する「子どものからだと心・連絡会議」や「教育科学研究会・身体と教育部会」，さらには「全国養護教諭サークル協議会」といったNGOでの議論で知り得た子どもの"からだと心"の事実もできるだけ紹介してみたいと思います．

　まずは，本書を基に，子どもの"からだと心"の現実を直視してみることからはじめてみてくださればと思います．

子どもの"からだと心"クライシス：「子ども時代」の保障に向けての提言
CONTENTS

Chapter 2
「疲れた」・「だるい」の身体的背景
:自律神経機能 46

Chapter 3
「低体温傾向」・「通学意欲がない」の身体的背景
:体温調節機能 55

第2部
"からだのおかしさ"からのメッセージ 105

Chapter 7
コロナ禍で考える子どもの「からだと心」：
withコロナ，postコロナ時代の真の「育ち」と「学び」106

Chapter 8
50年＋の変遷で考える子どもの「からだと心」
:「からだのおかしさ」が問いかけていること 122

Chapter 9
国際社会がみた日本の子どもの「からだと心」
：子どもの権利条約と「子どもの世紀」のための今後の課題 134

Epilogue
子どもの「からだ研究」における私たちの研究手法 145

Prologue

子どもの「からだと心」に関する
世間の心配とその正体

学校健康診断の結果でみえてくる
子どもの「健康」問題

　子どもの"からだと心"を心配する声には根強いものがあります．それらは，子どもの「からだと心が心配」，「元気が心配」，「健康が心配」，「体力が心配」等々といったものです．

　一方で，あらゆる問題を解決するための「はじめの一歩」は，何といっても，可能な限り正確にその問題の所在を明らかにすることにあります．このことは，子どもの"健康"についても同じです．その点，日本には学校保健調査（いわゆる「学校健康診断」）のデータがあります．

　実は，ごくごく当たり前のように行われている学校健康診断ですが，毎年欠かさず全国的な規模で行ってくれている国は，世界を見渡しても日本だけです．そのためその結果は，日本だけではなく，人類にとって極めて貴重な財産であり，国際的にも注目されています．

　ということで，まずは世界的財産ともいえる学校健康診断の結果からご覧いただきたいと思います．

　図0-1は，各学校段階の最高学年である5歳（年長），11歳（小学6年生），

14歳（中学3年生）にお
ける疾病・異常被患率
の年次推移を示した
ものです．この図が示
すように，1970年代，
1980年代の「う歯」は，
いずれの年齢において
も90％前後の子ども
たちが罹患している病
気で，第一の健康課題
であったことがわかり
ます．ところが，その
後は順調にその被患率
を減少させていきます．

考えてみれば，この
間の小児歯科保健分野
の進展には目覚ましい
ものがあります．その
成果といえるでしょう．
ただ最近は，「口腔崩壊」
といったことを耳にす
ることもあります．また，
都道府県別DMFT指数
（平均むし歯等数）を比
較してみると，2019年
値で最低値を示した新
潟（0.3本）と最高値を

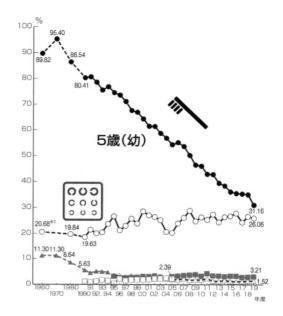

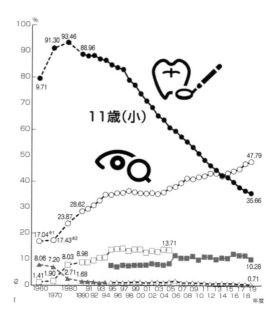

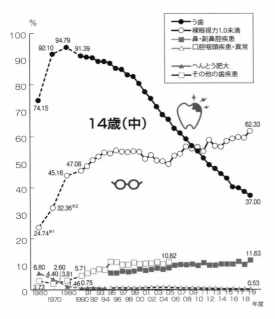

図0-1　5歳，11歳，14歳における
疾病・異常被患率の年次推移
（文部科学省『学校保健統計調査報告書』より）

出典：子どものからだと心・連絡会議編（2020）
子どものからだと心白書 2020.
ブックハウス・エイチディ, 東京, p87.

示した沖縄（1.4本）とでは4〜5倍の開きがあります. そのため, まだまだ油断は禁物です.

他方,「う歯」に代わって心配な推移を示しているのが「裸眼視力1.0未満」です. いまでは, 11歳, 14歳の第一の健康課題に浮上しています. また, 5歳でも, 遠くない将来にはきっと第一の健康課題になるだろう, と予測できるような推移になっています.

もとより, 日本の各家庭にテレビがおおむね行き渡ったのは1970年代中頃, 子どもの生活にテレビゲームが侵入しはじめたのは1980年代後半のことでした. 加えて, いまではスマホ, タブレットといった時代です. この間の医学の進展とは裏腹に, 視力が低下するのも納得できるのではないでしょうか.

視力検査方法の変更に関する不可解

ただ, 子どもの視力の実態は, 一層深刻であることが予想されています.

というのは，裸眼視力の検査や集計の方法が数度に亘って変更されていて，裸眼視力1.0未満の子どもたちはもっと多いだろうと考えられるからです．

いまでこそ，視力検査の主流は370方式（A：1.0以上，B：1.0未満0.7以上，C：0.7未満0.3以上，D：0.3未満）といえるのかもしれません．ただ以前は，0.1刻みでの検査が常で，370方式での検査に変更されたのは，およそ30年前の1992年度のことでした．

この変更により，子どもたちは自らの視力を0.1刻みで知ることができなくなってしまいました．このことは，例えば，視力0.9から0.7に低下した場合，0.1刻みの検査ではその変化を知ることができたのに対して，370方式の検査では同じB判定になることからその変化を知ることができないことを意味します．個人的には，目や視力に対する子どもたちの興味や関心，ひいては，自らの"からだ"に関する子どもたちの興味や関心が薄れてしまうことにならないかが心配される変更であるように思うのです．

とはいえ，このときの変更では，A（1.0以上）以外の割合を確認することで，従来の「裸眼視力1.0未満」の推移に続く変化を観察することはできました．その意味では，統計上の観察は継続できたということになります．

ところが，その後1995年度には，「眼鏡やコンタクトレンズを常用している者については，裸眼視力の検査を省略することができる」ということになってしまいました．この変更により，「裸眼視力1.0未満」の者の割合を従来のデータと正確に比較することも困難になってしまいました．そればかりか，眼鏡やコンタクトレンズを装用している子どもは，「裸眼視力1.0未満」の集計から除外されることにもなってしまったのです．

ちなみに，東京都教育委員会は，その後も2001年度まで裸眼視力での検査を続けてくれていました．また，裸眼視力検査が廃止された

2002年度以降も，「矯正視力のみ測定者」の割合を示してくれています．そのため，「裸眼視力1.0未満の者」に「矯正視力のみ測定者」を加算することで，以前の推移と比較することが可能になっています．つまり，集計の仕方を少し工夫するだけで，従来のデータと比較することは十分に可能といえるのです．

　このように，子どもの裸眼視力が問題視されている中で検査方法が変更されてしまうことだけでも納得し難いように思うのですが，2006年度にはさらに不可解な変更がなされてしまいました．裸眼視力検査を省略した者がいる学級の測定結果は，まとめて集計の対象から外されてしまうことになったのです．いうまでもなく，高学年になるにつれて，裸眼視力が1.0に満たないため，メガネをかけている子がクラスにいるのも珍しいことではなくなってきます．ですから，当然，年齢によっては（つまり，高学年になるほど），データ収集が困難になります．文部科学省が毎年発行する『学校保健統計調査報告書』でも，多くの都道府県のデータが存在しない状態が続いるのはそのためといえます．ここまでくると，一体，"誰のための"，"何のための"変更なのか，ということさえ疑問になってきます．

　いうまでもなく，学校健康診断は病気や障がいを発見するためだけに行われているわけではありません．「からだの学習」にも活用されてきました．子ども自身が自らの"からだ"を「知って・感じて・考える」ための大切な機会にもなっています．そのような機会を奪ってしまうことになっている検査方法の変更には，やはり納得できません．

　と同時に，子どもたちの視力に心配がないのならまだしも，心配されていた中での検査方法や集計方法の度重なる変更は，本当に不可解としかいえないのです．

子どもの“健康”に関する「嬉しい誤解」？

　ただ，話を元に戻して，「心配されている子どもの“健康”が何なのか」ということを，再度，**図0-1**に基づいて考えてみると，なんだか不思議な感じもしないでしょうか．

　というのは，この図が示す結果からは，「う歯」と「裸眼視力1.0未満」の問題はみえてきても，それ以外の疾病・異常は，多くても10％前後の被患率といったところだからです．つまり，学校健康診断の結果からみえてくる子どもの“健康”の問題は，「目」の問題と「歯」の問題くらいなのです．

　これが事実なのだとすると，私たちおとなは，あまりに失礼で，気の毒な「不健康」というレッテルを子どもたちに貼り続けてきたことになるのかもしれません．また，子どもの“健康”に関して，「嬉しい誤解」をしていたのかもしれないとも思うのです．

スポーツテストの結果でみえてくる
子どもの「体力」問題

　そうはいっても，子どもの“からだと心”に関する心配には根強いものがあります．そのため，「私たちが心配してきたのは，“目“と“歯”の問題のみ」といわれても，「どうも納得できない」という方が多いのではないでしょうか．

　だとすると，私たちの心配の原因は，“体力”の問題にあるのかもしれません．実際，日本では，子どもの「体力低下」も長年に亘って心配され続けています．また，この“体力”についても，日本には貴重なデー

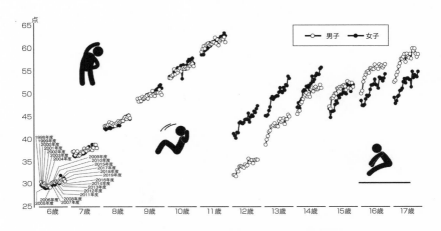

図0-2　体力・運動能力調査における合計点の年次推移
（スポーツ庁『体力・運動能力調査報告書』より）
出典：子どものからだと心・連絡会議編（2020）子どものからだと心白書 2020.
ブックハウス・エイチディ, 東京, p87.

タがあります．体力・運動能力調査（いわゆる「スポーツテスト」）の結果
です．このデータも，他国にはないデータなので国際的な財産といわれ
ています．日本は，その気になって探せば，ほとんどのデータはみつか
ります．この点については，本当に感心させられます．

　それでは，**図0-2**をご覧いただきたいと思います．この図は，小学生
以降の子どもたちにおける体力・運動能力調査（いわゆる「スポーツテス
ト」）の合計点の年次推移を示したものです．この図をみて，どのように
お感じでしょうか．少なくとも，私には意外に映りました．なぜならば，
新聞報道をはじめとするこの間の心配とは裏腹に，この20年間の子ども
の体力・運動能力は低下どころか，いずれの年齢においても上昇し続け
ているといえるからです．やはり不思議です．

　ただこれも，合計点ではなく項目別にみたら異なる傾向が示されるの
かもしれません．そのためここでは，各学校段階の最高学年である11歳
（小学6年生），14歳（中学3年生），17歳（高校3年生）における体力・運

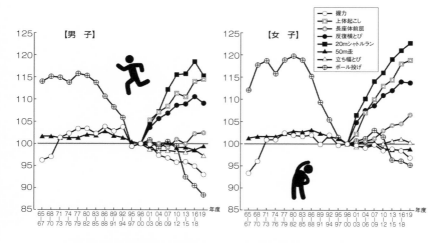

図0-3　体力・運動能力調査における項目別平均値の年次推移（11歳）
（スポーツ庁『体力・運動能力調査報告書』より）
出典：子どものからだと心・連絡会議編（2020）子どものからだと心白書 2020.
ブックハウス・エイチディ, 東京, p125.

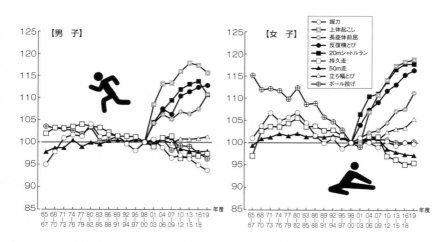

図0-4　体力・運動能力調査における項目別平均値の年次推移（14歳）
（スポーツ庁『体力・運動能力調査報告書』より）
出典：子どものからだと心・連絡会議編（2020）子どものからだと心白書 2020.
ブックハウス・エイチディ, 東京, p126.

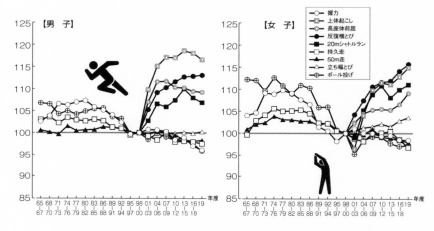

図0-5　体力・運動能力調査における項目別平均値の年次推移（17歳）
（スポーツ庁『体力・運動能力調査報告書』より）
出典：子どものからだと心・連絡会議編（2020）子どものからだと心白書 2020.
ブックハウス・エイチディ，東京，p127.

動能力調査の測定項目別の年次推移も**図0-3 〜 0-5**に示しました．

　すると，少々心配な項目もみえてきます．「ボール投げ」です．でも，考えてみてください．テレビゲームが登場する1970年代，1980年代の子どもたち（特に，男の子）は，誰もがバットとグローブを持っていました．対していまは，野球だけでなく，サッカーをする子も，水泳をする子も，ゴルフをする子も，ダンスをする子も増えて，子どもが行うスポーツ活動はずいぶん多様になりました．そう考えると，「ボール投げ」が低下するのは当然といえないでしょうか．

　仮に，「ボール蹴り」のような測定項目があったら，その値はどう推移しているでしょう．男の子も，女の子も，これだけサッカーをする子どもたちを，全国各地でみかけるようになったわけですから，きっと，かつての子どもたちよりもいまの子どもたちの方が高い水準を記録するように思うのです．

また，そもそも体力・運動能力調査では，体力と運動能力の2つの要素を測定しています．このうち，「体力」とは，筋力，敏捷性，柔軟性，持久力等々のことを指します．ここでは，「握力」，「上体起こし」，「長座体前屈」，「反復横跳び」がそれに相応します．対して，「運動能力」とは，現有の体力と意思，意欲，判断，集中力等々といった精神的要素とが絡み合って，運動場面で発揮される能力のことを指します．「20mシャトルラン」，「50m走」，「立ち幅跳び」，「ボール投げ」がそれに相応します．

　このように，「体力」と「運動能力」を正確に区別してみると，低下傾向を示している項目の多くは，体力要素ではなく運動能力要素ということになります．つまり，「運動能力低下」ならまだしも，「体力低下」という表現は明らかに間違えているのです．

　また，これらの図からは，「どうして，低下傾向を示す項目ばかりに注目するのか」といいたくなるくらい，低下傾向を示す項目の低下率よりも上昇傾向を示している項目の上昇率の方が大きい様子を確認することもできます．そのため，上昇傾向を示している項目があるという事実も直視して，もっともっと褒めてあげてほしいとも思うのです．

子どもの“体力”に関する「嬉しい誤解」？

　いずれにしても，スポーツテストの合計点の推移をみても，測定項目別の推移をみても，「運動能力低下」ならまだしも，長年，心配されてきた「体力低下」を確認できる証拠はどこにもないのです．そればかりか，測定項目別の推移からは，低下傾向を示す項目よりも上昇傾向を示す項目の方が，明らかに際立っています．

　これだけあちこちで，しかも，長年に亘って「体力低下」が叫ばれていますし，それが前提条件のように子どものことが語られるようなとき

もあります．そのため，「意外」と感じる方もいるかもしれません．でも，これが事実なのです．

　だとすると，私たちおとなは，あまりに失礼で，気の毒な「体力低下」というレッテルを子どもたちに貼り続けてきたことになるのかもしれません．また，先にご覧いただいた"健康"と同じように，子どもの"体力"に関しても，「嬉しい誤解」をしていたのかもしれないとも思うのです．

子どもの「からだと心」に関する世間の心配

　以上のように，長年に亘って心配され続けてきた子どもの"からだと心"ですが，そのような心配とは裏腹に，学校健康診断の結果をみても，スポーツテストの結果をみても，この問題の所在を発見することができないということになります．

　でも，そのようにいわれても，やはり「どうも納得できない」という方も多いのではないでしょうか．かくいう私も同じです．そのため，子どもの"からだと心"に対して，「私たちおとなや社会は，何をそんなに心配しているのか」ということを，もっと詳細に検討しておく必要がありそうです．つまり，世間の実感の正体を解明する必要性です．

　また，そもそも，問題の所在がわからなければ，その対策はみえてこないはずです．そのため私たちは，日常的に子どもの一番近くに寄り添っている保育・教育現場の先生方や子育て中のお母さん，お父さん，あるいは，子どもに関わるあらゆる立場の方々の実感にこだわり，その収集に努めています．

　また，ほぼ5年に1度は，保育所，幼稚園，小学校，中学校，高等学校の先生方の実感を収集する全国調査も手がけています．通称「実感調査」と呼ばれているこの調査は，新聞や雑誌，さらには，保育・教育現場の

先生方との研修会や研究会等で「ちょっと気になる」,「どこかおかしい」と話題にされている子どものからだの事象を収集し,それらをそのまま調査項目にしています.

　毎回の調査の準備は,その調査項目の見直し作業からはじまります.具体的には,5年前の前回調査からの間に,新たに心配されているような子どものからだの問題事象があればそれを追加し,逆に,前回調査において,そのような問題事象を抱えている子どもは「いない」との回答率が100％の項目,もしくは,それに近い値を示した項目は削除したいと考えています.

　ところが,このような項目の見直し作業がはじめられた1990年調査以降,新たな項目が追加されることはあっても,その問題事象を抱えている子どもがいなくなったからという理由で項目が削除されることはありませんでした.その結果,小学校,中学校,高等学校の養護教諭を対象に行われた1978年調査は43項目であった項目数が,2020年調査では保育所・幼稚園用で66項目,小・中・高等学校用で77項目にまで膨れ上がっています.このような事実だけでも,子どもの"からだ"に関する心配が一層多様になっていることを認識させてくれます.

「実感調査2020」の速報値

　ここでは,このような準備作業を踏まえて行われた2020年調査の速報値をご覧いただきたいと思います.

　表0-1は,保育所,幼稚園,小学校,中学校,高等学校の各施設・学校段階別にみた「最近増えている」の回答率・ワースト10を示したものです.ご覧のように,保育所,幼稚園では「保育中,じっとしていない」が,小学校,中学校,高等学校では「ネット・ゲーム依存傾向」がそれぞれワー

表0-1 「最近増えている」という"からだのおかしさ"の実感・ワースト10

保育所 (n=125)		幼稚園 (n=75)		小学校 (n=455)		中学校 (n=260)		高等学校 (n=188)	
❶ 保育中,じっとしていない	76.8	❶ 保育中,じっとしていない	60.0	❶ ネット・ゲーム依存傾向	78.4	❶ ネット・ゲーム依存傾向	78.5	❶ ネット・ゲーム依存傾向	77.1
❷ AD/HD傾向	64.0	❷ 背中ぐにゃ	60.0	❷ 視力が低い	76.4	❷ 不登校	74.6	❷ アレルギー	69.1
❸ 背中ぐにゃ	62.4	❸ 発音が気になる	60.0	❸ アレルギー	67.0	❸ 視力が低い	72.7	❸ 頭痛	68.6
❹ 夜,眠れない	60.0	❹ アレルギー	58.7	❹ AD/HD傾向	61.6	❹ 頭痛	68.1	❹ うつ傾向	61.2
❺ 絶えず何かをいじっている	59.2	❺ オムツがとれない	57.3	❺ 授業中,じっとしていない	57.5	❺ アレルギー	66.9	❺ 夜,眠れない	59.0
❻ 周りの刺激に過敏	56.8	❻ ネット・ゲーム依存傾向	54.7	❻ 背中ぐにゃ	56.6	❻ OD傾向	66.2	❻ AD/HD傾向	55.3
❻ 皮膚がカサカサ	56.8	❼ 自閉傾向	53.3	❼ すぐ「疲れた」という	50.3	❼ 夜,眠れない	65.0	❼ OD傾向	54.3
❽ 床にすぐ寝転がる	56.0	❽ AD/HD傾向	48.0	❼ 自閉傾向	50.3	❽ AD/HD傾向	55.0	❽ 視力が低い	51.6
❾ 発音が気になる	55.2	❾ 皮膚がカサカサ	46.7	❾ 不登校	50.1	❾ すぐ「疲れた」という	54.2	❾ 平熱が36度未満	51.1
❿ すぐ「疲れた」という	54.4	❿ 便が出ない	70.7	❿ 周りの刺激に過敏	49.4	❾ 朝,起きられない	54.2	❿ すぐ「疲れた」という	50.5

注;表中の数値は%を示す. 出典:野井ほか(未発表資料)

スト1という結果になりました．

　このうち，「保育中，じっとしていない」がトップに躍り出たのははじめてのことです．また，「ネット・ゲーム依存傾向」についても，今回の調査で新設された項目がいきなり第1位です．つまり，これまでの調査結果とは少々異なる様相を呈しているというわけです．これには，今回の調査がコロナ禍に実施されたことが影響しているのかもしれません．また，この間のネットゲームやSNSの急速な普及が影響しているのかもしれません．いずれにしても，今後は，この結果に基づく議論が全国各地で旺盛に展開されることを期待したいと思います．

　ただ，そうはいっても，「アレルギー」を除くと，その他の多くの事象は"病気"や"障がい"とはいいきれない問題ばかりです．このことは，「保育中，じっとしていない」，「ネット・ゲーム依存傾向」も同じです．つまり，保育・教育現場における子どもの"からだと心"に関する心配は，"病気"や"障がい"の問題ではなかったことを推測させるのです．

そもそも「体力」とは...?

　このような推測があながち間違っていないことは，この実感調査を子どもの"体力"に関する心配に応用して行われた調査の結果で，それをうかがうことができます．

　そもそも，「体力」というコトバは，一般的にも広く使われています．そのため，その定義もいろいろで「身体的な生活力あるいは生存力のこと」と広くまとめることができます．改めて目にすると，かなりザックリしていますし，すべての身体機能を包含しているともいえます．

　ならば，具体的な要素をみてみようということで，それを整理してみると**図0-6**のようにまとめることができます．

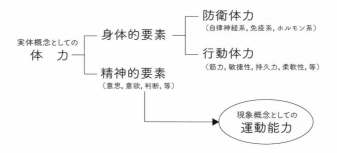

図0-6 「体力」要素の分類, ならびに「体力」と「運動能力」との関係
出典：Noi, S. (2007) The structure of a causal relationship among people's actual feelings on "Physical Fitness" of children. School Health, 3, 39-50.

　この図が示すように, 体力は「身体的要素」と「精神的要素」に区分されます. さらに, このうちの「身体的要素」は, 持っている体力を外界に向けて発揮するときに活躍する「行動体力」（筋力, 敏捷性, 持久力, 柔軟性, 等々）と細菌やウイルスあるいは寒さや暑さ等, 外界からの刺激に対して, からだの内部を一定に保とうとするときに活躍する「防衛体力」（自律神経系, 免疫系, ホルモン系）とに分類されます.

　そのようにいわれても, 「行動体力」はイメージできるけれど, 「防衛体力」はなかなかイメージできないという方もいるかもしれません. でも, それほど難しい話ではありません. 日ごろから口にしたり, 耳にしたりするコトバともいえます. 例えば私たちは, 風邪等をひいたときにも, 「体力」というコトバを使って, 「最近, 体力がなくなってきたからなぁ」等といったりします. この場合の「体力」は, 筋力が低下したわけでも, 敏捷性や柔軟性, さらには持久力が低下したわけでもありません. つまり, 「行動体力」の問題ではなく, 明らかに自律神経系, 免疫系, ホルモン系といった「防衛体力」に関わる「体力」の問題を意味しています. いかがでしょうか. このように考えると, 「防衛体力」を意味する「体力」も, 意外と日常的に口にしたり, 耳にしたりしているといえますし, イメー

ジしていただけるのではないでしょうか.

　さらに, **図0-6**には「運動能力」も記されています. これは, 前述したように,「身体的要素」の「行動体力」にやる気や意志, 集中力等といった「精神的要素」が加味されて, 運動場面で発揮された "できばえ" のことを意味します. つまり,「体力」は実体概念,「運動能力」は現象概念と捉えられるのです.

子どもの「体力」に関する世間の心配

　このような体力・運動能力要素を頭に入れて行われたのが, 子どもの「体力」に関する実感調査です. 具体的には, いまの子どもたちに対する総体的な体力に関するイメージ（例えば,「いまの子どもたちの方が, 優れた体力を持っていると思う」等）に関する設問（5項目）とともに, **図0-6**に示した各体力・運動能力要素に関するイメージ（例えば, 防衛体力は「いまの子どもたちの方が, 風邪などの病気に対する抵抗力があると思う」等, 行動体力は「いまの子どもたちの方が. 強い筋力を持っていると思う」等, 運動能力は「いまの子どもたちの方が, 運動神経がいいと思う」等, 精神的要素は「いまの子どもたちの方が, どんなことにも意欲的に取り組むと思う」等）も5項目ずつ尋ね, それらの実感に基づいて, 総体的な体力像と各体力・運動能力要素との関連を分析してみました.

　結果は, **図0-7**の通りです. 図中の数値は, 矢印の両側にある変数間の関係の強さを示すパス係数が-1 〜＋1の範囲で示されて, 最も強い関連性のときには「±1」になります. この図をご覧いただくと,「総体的な体力像」に最も強い関連性を示している要素が「防衛体力」であることがわかります.

　このような結果は, 世間に拡がる子どもの「体力低下」の実感の実体が,

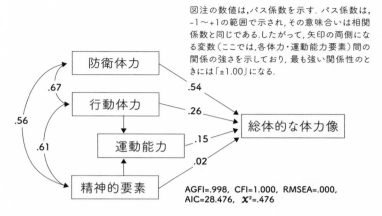

図注の数値は,パス係数を示す.パス係数は,-1〜+1の範囲で示され,その意味合いは相関係数と同じである.したがって,矢印の両側になる変数(ここでは,各体力・運動能力要素)間の関係の強さを示しており,最も強い関係性のときには「±1.00」になる.

AGFI=.998, CFI=1.000, RMSEA=.000, AIC=28.476, χ^2=.476

図0-7　子どもの「体力」に対する"実感"の因果構造

出典:Noi, S. (2007) The structure of a causal relationship among people's actual feelings on "Physical Fitness" of children. School Health 3, 39-50.

体力というコトバで一般的にイメージされやすい「行動体力」ではなく,自律神経系,免疫系,ホルモン系といった「防衛体力」に依拠していたことを示しています.もっというと,筋力や敏捷性,持久力がない子を想起して「体力がない」と実感していたのではなく,顔色が悪い子や疲れやすい子,風邪をひきやすい子を想起して「体力がない」と実感していたということです.

　また,そうなると,前述の実感調査において「背中ぐにゃ」や「夜,眠れない」,「すぐ"疲れた"という」等といった事象が高い回答率を示すこととも無関係とはいえず,それらの異変が「体力低下」として実感されてきたとも推測できるのです.

子どもの「からだのおかしさ」への注目

　以上のことから，子どもの"からだと心"，"元気"，"健康"，"体力"に関する心配は，"病気（disease）"や"障がい（disability）"，あるいは"症候群（syndrome）"ではなく，単に"正常（order）"ではないということから「おかしさ（disorder）」としか表現できないような問題に依拠していたといえます**（図0-8）**.

　考えてみれば，ほとんどの"病気"は，ある瞬間に突如としてそれを発症するケースの方が稀で，多くの場合はその前段階があります．このことは，風邪等も同じといえないでしょうか．例えば，「最近だるいな」，「風邪気味かな」と思って病院に行き，問診をされたり，聴診器を当てられたりして，最後にドクターが「風邪気味ですね.お薬を出しておきましょう」とつぶやきます．この瞬間，私たちは「風邪」と認識するのであって，**図0-8**のどこかに病気と健康の明確な境界があるというのではなく，両者の間には調子の悪さや異変等という「おかしさ」のような状態があるわけです．

　このことは，子どもの"からだと心"，"元気"，"健康"，"体力"に関する心配も同じといえないでしょうか．病気や障がいと健康との間には，「ちょっと気になる」，「なんだかおかしい」という状態があります．つまり，この点に関する根強い心配を払拭して，子どもたちが「元気になった」，「健康になった」，「体力が向上した」と実感できるようになるためには，「おかしさ」に関する問題を解決することが必要ということになります．そしてそれには，「健康or病気・障がい…？」といった二者択一の議論ではなく，それらの間の議論が必要ということなのです．

　続く第1部に，前頭葉機能，自律神経機能，体温調節機能，睡眠・覚醒機能等といった，少々馴染みのない身体機能が並んでいるのはそのた

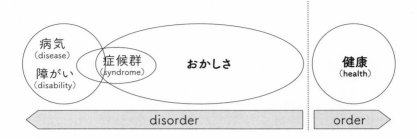

図0-8 "からだのおかしさ"の概念図（筆者作図）

めです．また，これらの身体機能に関する危機（クライシス）が私たちに語りかけていること，教えてくれていることは，少なくありませんでした．第2部では，それを整理し，紹介してみることにしました．

　ということで，随分長い前置きになってしまいましたが，まずは，第1部に掲げる「からだのおかしさ」の現実から，子どもが発するSOSをご覧いただければと思います．

第1部

"からだのおかしさ"
の現実

Chapter 1

「学級崩壊」・「キレる」・「よい子」の
身体的背景：前頭葉機能

心は前頭葉にある…!?

　「すぐ"疲れた"・"だるい"・"面倒くさい"という子」，「保育・授業中，じっとしていない子」，「無気力な子」，さらには「学級崩壊」，「小1プロブレム」，「キレる」等々.

　"心"の問題と理解されがちなこれらの事象の背景として心配されているのが，前頭葉機能の発達問題と機能不全です. そもそも，前頭葉とは大脳の前方にある脳領域で，簡単にいってしまえば，やる気，意思，集中力，判断力，コミュニケーション能力等の働きを司ってくれています. これらは，いわゆる"心"と解釈されている働きともいえます. つまり，"心"の身体的基盤の一部は前頭葉にあるわけです.

　ただ，そのようにいわれても，「どうして"心"の問題が前頭葉機能の問題になってしまうの？」という方もいるでしょう. そのような方のために，ここでは，1つの事故事例もご紹介したいと思います.

フィニアス・ゲージさんが教えてくれたこと

　ときは，1848年9月13日．フィニアス・ゲージさん（男性，25歳）は，米国・ニューイングランド地方で，バーリントン鉄道の建設職長をしていました．とても温厚で同僚からは慕われ，仕事もテキパキとこなし，上司からも篤い信頼を寄せられている青年でした．

　事故が起きたのは，鉄道のレールを敷くための整地作業をしているときでした．採掘用のダイナマイトを発火させたそのとき，作業用の鉄の棒（長さ約1m，重さ約6kg）が，爆発と同時にゲージさんに向かって飛んできたのです．そして，悲劇が起きました．ゲージさんの左頬から額にかけて，その鉄の棒が突き抜けてしまったのです．

　一瞬，意識を失ったゲージさんでしたが，その後は意識を取り戻し，同僚に抱えられて歩いて病院に向かったそうです．命に別状はなかったものの，鉄の棒の通過点にあった左眼の視力は失ってしまいました．また，知覚や運動能力には異常は認められなかった一方で，前頭葉には大きな傷を負ってしまいました．

　事故から数ヵ月．一旦は元の職場に復帰したものの，その後は職を辞することになってしまいました．事故前にはみられなかった子どものような言動や徘徊，激しい感情の起伏等がその理由でした．「自我の崩壊」ともいうべき症状がゲージさんに降りかかることになったのです．

　ゲージさんの主治医であったハーロー医師は，いまほど医療技術が発達していなかった当時，ゲージさんの事故後の様子を詳細に記録し続けました．いわゆる「メモ魔」だったようで，そのメモの詳細さには本当に驚かされます．そして，その変貌した原因を探求し，大脳前頭葉がその変化に深く関係しているのではないか，と考えるようになっていったのです．

　ゲージさんの症例は，その後も多くの研究者によって詳細に検討され

ました．その1つに，ダマシオ氏らによる「フィニアス・ゲージを振り返る：頭蓋骨から脳を探る（The Return of Phineas Gage: Clues About the Brain from the Skull of a Famous Patient）」があります．ダマシオ氏らは，保存されていたゲージさんの頭蓋骨をレントゲン撮影しました．そして，現場状況の記録も併せて，それらをコンピュータで解析しました．頭部の大きさ，突き刺さった鉄の棒の長さや重さ，挿入角度等から脳のどの部分に損傷を与えたかを推測したのです．その結果，大脳前頭葉以外はほとんど無傷であることがわかりました．つまり，事故後のゲージさんにみられたわがまま，怠惰，ものごとに集中できない等々の症状は，前頭葉を損傷したために生じた変化であると推察できるわけです．

　このように，私たちが"心"と呼んでいる機能の身体的な基盤の一部は脳，中でも「前頭葉」にあって，極めて「人間的」な働きを担ってくれています．そのため，子どもたちの前頭葉の特徴を把握することは，"心"の特徴の一端を垣間見ることにもなるといえるのです．

「学級崩壊」，「小1プロブレム」の身体的背景

　このようなことから，日ごろ私たちは，前頭葉機能検査の1つであるgo/no-go課題と呼ばれている手法を用いて，子どもの前頭葉機能のデータを収集し，それぞれの子どもたちを5つのタイプのいずれかに分類，判定しています（表1-1）．

　図1-1には，この調査の結果，「不活発型」と判定された子どもの出現率とその加齢推移を示しました．ご覧のように，日本でこの調査が最初に行われた1969年調査では，小学校に入学して間もない6 〜 7歳になると，すでに1 〜 2割程度の子どもにしか観察されないのがこのタイプでした．ところが，およそ20年前に行われた1998年調査ではその割合

表1-1　大脳前頭葉の5つのタイプの特徴（筆者作表）

型	特徴
不活発 （そわそわ） 型	**"興奮"も"抑制"も, ともに十分育っていないタイプ（幼児タイプ）** このタイプの子どもは, ものごとに集中するのに必要な"興奮"の「強さ」と気持ちを抑えるのに必要な「抑制」の「強さ」が, ともに十分育っていないために, いつも"そわそわ", "キョロキョロ"していて, 落ち着きがないようにみられるタイプです. 最も幼稚なタイプといえ, 幼児に多いタイプです.
興奮型	**"興奮"も"抑制"もある程度の強さはあるが,** **"抑制"に比べて"興奮"が優位なタイプ（子どもタイプ）** このタイプの子どもは, "興奮"も"抑制"もある程度の「強さ」は持ち備えているものの, その「バランス」が悪く, "抑制"に比べて"興奮"が優位なタイプです. 子どもらしい興奮が喚起されている時期の子どもが, このタイプのイメージといえます.
抑制型	**"興奮"も"抑制"もある程度の強さはあるが,** **"興奮"に比べて"抑制"が優位なタイプ（よい子タイプ）** このタイプの子どもは, 「興奮型」とは逆に, "興奮"に比べて"抑制"が優位なタイプです. おとなしくて「よい子」とみられがちな一方で, 自分の気持ちを上手に表現できにくいタイプと予想されています.
おっとり型	**"興奮"と"抑制"の強さ, バランスはいいが,** **その切り替えが苦手なタイプ（おっとりタイプ）** このタイプの子どもは, "興奮"も"抑制"もある程度の「強さ」を持ち備え, しかもその「バランス」もいいのですが, 「易動性（切り替え）」が不十分なタイプです. 与えられた課題に集中し, 上手にこなすことはできますが, 一端, 課題が変わると, 新しい課題に慣れるまでに少々時間がかかるタイプと予想されています.
活発型	**"興奮"と"抑制"の強さも, バランスも,** **切り替えも上手なタイプ（おとなタイプ）** このタイプの子どもは, "興奮"と"抑制"の「強さ」も, 「バランス」も, 「易動性（切り替え）」も持ち備えているタイプです. そのため, 成人らしいタイプといえます.

出典：子どものからだと心・連絡会議編（2020）子どものからだと心白書 2020.
ブックハウス・エイチディ, 東京, p131.

が5割前後に達し, 2007-08年調査, 2017-18年調査では, 特に男子でその割合が増加しています.

　そもそも, 私たちがものごとに集中するときには, 脳を興奮させる必要があります. そしてそれには, 大脳新皮質の興奮過程の強さをハードとして持ち備えておく必要があります. 同様に, 気持ちを抑えるときには, 抑制過程の強さが必要ということになります. ところが, このタイプの子どもたちは, 集中に必要な興奮過程と抑制に必要な抑制過程がともに十分な

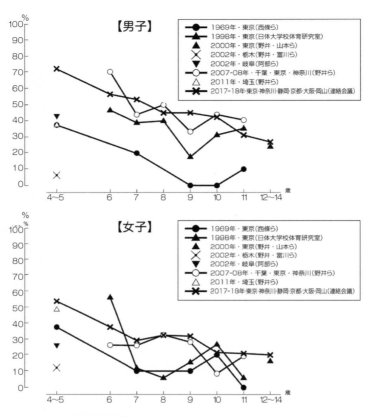

図1-1　大脳前頭葉「不活発（そわそわ）型」の出現率の加齢的推移

出典：子どものからだと心・連絡会議編（2020）子どものからだと心白書 2020.
ブックハウス・エイチディ，東京，p131.

強さに育っていないため，集中を持続させることが苦手で，いつも「そわ
そわ」,「キョロキョロ」していて落ち着きがないという特徴を有しています.
　当然ですが,誰もが最初はこの「不活発型」からスタートします. でも,
いつの時代のどの地域の子どもにも, 子どもが子どもらしく興奮できる
「子ども時代」があるものです. その時期にたっぷり, ゆっくり興奮する
ことにより, それが刺激になって大脳新皮質では興奮過程が強く育って

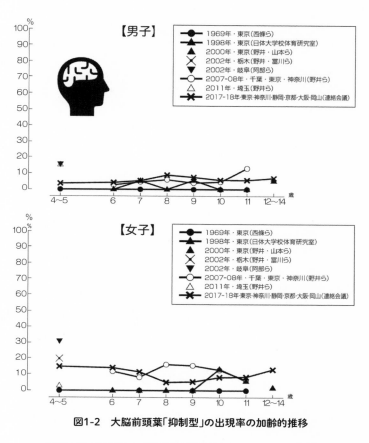

図1-2　大脳前頭葉「抑制型」の出現率の加齢的推移

出典：子どものからだと心・連絡会議編（2020）子どものからだと心白書 2020.
ブックハウス・エイチディ，東京，p133.

いきます．興奮過程が強くなれば，それに見合う抑制過程も次第に備わっていきます．このようにして，興奮過程も，抑制過程も強くなっていくので，集中を持続することができるようになるというわけです．すなわち，「不活発型」は初期段階の最も幼稚なタイプと考えられるわけです．

　図1-1をみると，かつては小学校に入学するころになると，そのような子どもは少数派でした．ところが，1990年代以降は多数派ともいえ

ます．これでは，1990年代に「学級崩壊」や「小1プロブレム」という
コトバが生まれ，2020年代になったいまでも，そのようなことが心配
され続けているのもうなずけるのではないでしょうか．

「キレる」，「よい子」の身体的背景

　さらに，**図1-2**に示した「抑制型」の出現率とその加齢推移もご覧い
ただきたいと思います．

　このタイプの子どもたちは，大脳新皮質の興奮過程に比べて抑制過程
が優位なため，自分の気持ちを抑え込んでしまいがちという特徴を持っ
ています．そのため，一見，「まじめで聞き分けもいい，いわゆる"よい
子"」，「おとなしい，何の問題も起こしそうにない子」といった印象を持
たれることが多いようです．

　このようなことを頭に入れながら，**図1-2**をみてみると，1969年調
査では一人も観察されないのがこのタイプであったことがわかります．
考えてみれば，元来，子どもは元気で，やんちゃで，落ち着かない存在
であったように思うのです．ところが，頑固に同じ手法を用いて調査を
繰り返していると，1998年調査ではこのタイプの子どもたちが観察さ
れはじめ，2007-08年調査，2017-18年調査では，どの年齢段階にも
1～2割程度ずつ存在するタイプになっています．

　このような事実は，私たちの緊張感を高めています．なぜならば，こ
のタイプの子どもたちに寄せられる印象が，世間を驚かせるような事件
を起こしてしまった男子に寄せられる印象と酷似しているからです．ま
た，「援助交際」等の問題行動にはまってしまう女子に寄せられる「どう
してあの子が」，「学校や家庭では"よい子"なのに」といった印象とも
酷似しているからです．

もちろん，「抑制型」に判定された子どもが何らかの事件を起こしてしまったわけでも，「援助交際」にはまってしまっているわけでもありません．ただ，豊かな「子ども時代」を奪われ，生きにくい現代の中で子どもたちが必死に発してくれているSOSであるように思うのです．

　いずれにしても，これら「不活発型」や「抑制型」の増加は，男の子が落ち着きのなさや幼さから脱することができないでもがいている様子，さらには，男女を問わず「よい子」を演じている，あるいは，演じざるを得ない子どもが一定数存在することを心配させるのです．

「じゃれつき遊び」の効果

　それでは，このような問題に対して考えられる対策には，どのようなものがあるのでしょうか．ここでは，2つの取り組みを紹介したいと思います．

　栃木・宇都宮市にあるS幼稚園の朝の光景は，極めて特徴的です．この園では，毎朝の登園後20分間，長いときには30 〜 40分間，子どもも，先生も，そして親も，一緒になって思いっきりからだを使って遊びます．

　40年間以上に亘って続けられているこの遊びは「じゃれつき遊び」と呼ばれています．毎朝のことなので，先生からの指示や合図は何もありません．子どもたちの方が要領を得たものです．登園するや否や自分のバッグをロッカーにしまって，自ら遊びをスタートさせます．また，この遊びには，特別なルールも，決まりごともありません．みんながやりたいことをやりたいように行います．そのため，少々のケガは日常茶飯事です．ただ，元気に動き回ったり，じゃれ合ったりする割には，骨折やどこかを切って縫うような大ケガは不思議と起きません．そして何より，興奮を前面に出して遊ぶ子どもたちの姿が印象的です．

一方，この園で
は，子どもたちの
"心"の育ちの様
子をgo/no-go課
題を用いて1990
年代から30年以
上に亘って観察し
続けています．つ
まり，毎年度末に
行うこの測定結果
により各年度の保
育の成果を証拠に

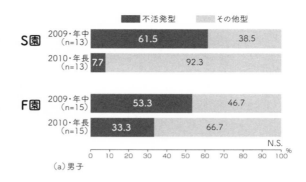

**図1-3　縦断的にみたS園・F園の
go/no-go課題の型判定の加齢変化**

注：S園の男子は，期待度数
が5未満のセルが存在した
ため検定を行うことができ
なかった．

基づいて確認し続けているというわけです．

あるとき，「不活発型」の出現率を比較可能な別の園の調査結果と縦断的に比較してみたことがありました．結果は，**図1-3**の通りです．ご覧のように，男女とも，年中児ではS幼稚園の出現率が高いのですが，年長児になるとS幼稚園の出現率が激減して対照園（F園）のそれを大きく下回ってきたのです．このような結果は，心配されている子どもの前頭葉（≒心）の育ちに「じゃれつき遊び」が有効であることを推測させます．

つまり，「じゃれつき遊び」のような活動は心配されている子どもの「からだのおかしさ」を解決して，子どもの「元気」を育んでくれるといえそうなのです．

「ワクドキタイム」の効果

ある小学校で行われている「ワクワク・ドキドキタイム（通称，ワクド

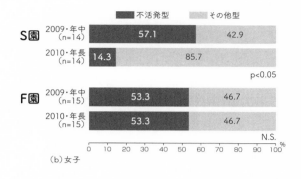

出典:鹿野晶子, 野田寿美子, 野井真吾(2012)朝の身体活動プログラムを
実施しているS幼稚園児の高次神経活動の特徴-F幼稚園児との比較から
-.幼少児健康教育研究,18(1),28-36.

神奈川・相模原
市にあるF小学校
では, 毎朝の始業
前に「ワクドキタ
イム」と称する朝
遊び活動に取り組
んでいます. きっ
かけは, 統廃合に
よりスクールバス
が導入されたのと同時に, 子どもたちの元気がなくなり, 落ち着かなく
なり, 授業がやりにくくなったことでした.「ウソかホントか分からない
けど,『じゃれつき遊び』のようなことをやりたいから付き合って欲しい」
ということで, ワクドキタイムがはじまりました.

ワクドキタイムでは, ワクドキ委員会の子どもたちが企画する遊びを
朝の集会やホームルームの時間を利用してみんなで行います. すると,
はじめてすぐにこの取り組みの効果が実感されることになりました. ワ
クドキタイムがある日は, 子どもたちが落ち着いて, 授業がやりやすい
というのです. そのような実感が間違いでないことは, go/no-go課題の
結果でも確認されています. 前述のS幼稚園と同じように,「不活発型」
の子どもが少なくなっていったのです.

ただ, 子どもたち自身がどう思っているのかも気になるところです.
そこで, ワクドキタイムが導入されて丸3年間が経過したときに, 子ども
たちの意見も聞いてみることにしました. すると, ワクドキタイムが「楽
しい／少し楽しい」の回答率が, 実に97%に上りました. 残る3%の存

在が気になるところですが，その子どもたちも含めて全員がワクドキタイムは「あったほうがいい」と回答したのです．

　このような結果は，ワクドキタイムの導入が間違いでなかったこと，子どもたちもそれを望んでいたことを確認させてくれました．それもあってか，実践開始当初にいた先生が全員異動になってしまった後も，このワクドキタイムだけは残り続け，この小学校の文化としても定着していったのです．

　このような事実から，「ワクドキタイム」のような活動も心配されている子どもの「からだのおかしさ」を解決して，子どもの「元気」を育んでくれるといえそうなのです．

スポーツと遊びの違い

　以上のように，子どもが興奮をむき出しにして行う身体活動を伴った遊びは，子どもの前頭葉機能の発達，ひいては，"心"の育ちに効果的に作用するといえそうです．

　このようなことを講演等でお話しすると，「だから，"心"の育ちにはスポーツが必要なんですね」と話しかけてくださる方もいます．ただ，そうではないと思うのです．

　なぜならば，スポーツは「おとなの，おとなによる，おとなのため」の文化だからです．そのため，子どもが理解できないようなルールもたくさんあります．それでは，なかなかワクワク・ドキドキしきれません．

　例えば，夢中になってスポーツに興じている子どもがいたとします．あるとき，反則を宣告させてプレイが中断します．しかも，それが子どもには理解しにくいルールであれば，当然，興奮は冷めてしまうでしょう．気を取り直して，再度，盛り上がってもまた中断，盛り上がっても中断，

というように，なかなかワクワク・ドキドキしきれないというわけです．

　対して，鬼ごっこはどうでしょうか．かくれんぼはどうでしょうか．「子どもの，子どもによる，子どものため」の文化です．そのため，理解できないルールはありません．ときには，特別ルール等もつくって，年下の子どもたちも年上の子どもたちもお互いに盛り上がることができるようにしたりもします．その結果，極限までワクワク・ドキドキしきれるというわけです．

　実際，ワクドキタイムに関する先のアンケートでは，「ワクドキタイムで楽しかった活動は？」も尋ねています．それによると，上位にランクされるのはスポーツのような活動というよりも，「鬼ごっご」，「チャンバラ」，「ケイドロ」，「長縄」，「大根ぬき」等々，伝承遊びのような活動ばかりなのです．このように考えると，「伝承遊び」は子どもたちがワクワク・ドキドキできる極めて優れた文化といえます．

　そうはいっても，スポーツの価値をすべて否定しているわけではありません．ワクワク・ドキドキすることが大事なのはおとなも同じです．また，これだけ時代を越えて継承されてきた文化です．この事実は，「スポーツ」がおとなたちをワクワク・ドキドキさせることができる優れた文化の1つであることの証といえます．

　考えてみれば，「いないいないばぁ」や「たかいたかい」のように赤ちゃんには赤ちゃんの，「鬼ごっこ」や「かくれんぼ」のように子どもには子どもの，「スポーツ」や「芸術」のようにおとなにはおとなのワクドキ活動があると思うのです．これらは，年齢とワクドキ活動が一致していないと奇妙な光景になってしまいます．だって，「たかいたかい」をして喜んでいるおじさんがいたらどうでしょうか．ちょっと，気味が悪いですよね．乳児や幼児がスポーツを行うことも同じなのではないでしょうか．私たちおとなは，自分たちの文化を子どもに押しつけてしまわないような注意が必要ということです．

と同時に，子どもがワクワク・ドキドキしている瞬間，キラリと目を輝かせている瞬間は，子ども自身が前頭葉（≒心）を育てている瞬間であるともいえ，そのような活動こそが必要なのです．

「ワクワク・ドキドキ」のススメ

　周知の通り，日本では，心の教育という旗印の下，道徳教育やしつけ教育の必要性が声高に叫ばれています．ただ，心の身体的基盤の一部が前頭葉にあることを考えると，それらの取り組みがいかに見当違いの対策であるのかということを痛感させられます．

　これについても，先のスポーツ同様，すべての道徳教育を否定しているわけではありません．優れた道徳教育には，たくさんの可能性があると思います．意味があると思います．でも，ワクワク・ドキドキ活動とそのような道徳教育には順番があるとも思うのです．

　前述したように，子どもの"心"を育てるための取り組みは，「ワクワク・ドキドキ」できる活動にこそ，その真髄があります．要は，興奮できる活動，興奮過程を刺激する活動です．でも，興奮が必要な時期に，あまりにも厳しくしつけられすぎてしまったらどうでしょうか．あまりにもマニュアルばかり押しつけられてしまったらどうでしょうか．それでは，なかなか興奮はできませんから，いつまでたっても興奮過程が育ちません．興奮過程が育たなければ，抑制過程も育ちません．優れた道徳教育は，興奮過程も，抑制過程も強く育った上で行うことで，はじめて意味をなすのだと思います．つまり，その前提には，いつの時代のどの地域の子どもたちも当たり前のように保障されてきた豊かな「子ども時代」が必要というわけです．

　ところが，現状はどうでしょうか．公園には使用禁止のテープが貼ら

れた遊具があり，大きな声を出して遊べば近隣の住民から怒鳴られ，塾や習いごとにも追われる毎日です．これでは，ワクワク・ドキドキできないのは当然です．子どもたちにしてみれば，ワクワク・ドキドキできるような環境をすべて奪われた中で，それでも「心を育てる」ことを要求されているのが現状といえます．

「いわれたって無理だよ」というのが，子どもたちのいい分といえないでしょうか．

Column 1
「非認知能力」は前頭葉機能である！

教育経済学の分野では，古くから，賃金や所得等の予測変数としてIQや学業成績のように測定できる「認知能力」が注目されてきました．

そのような中，「認知能力」だけでは賃金の多寡等を説明しきれず，むしろ，測定できない「非認知能力」が重要であることを主張したのは2000年にノーベル経済学賞を受賞したヘックマンさんでした．以来，忍耐力，協調性，計画力等といった「非認知能力」の重要性が注目されています．

ただ，すでにお気づきの方もいると思いますが，ここで「非認知能力」と称されている能力は，Chapter1で前頭葉機能と説明したものともいえます．

そうなんです．教育経済学の分野で「非認知能力」と呼ばれている能力の多くは，前頭葉が司っている実行機能（認知的柔軟性，抑制制御，ワーキングメモリ）と呼ばれている能力とかなり重なり，非認知能力は前頭葉機能と解釈することができます．つまり，「非認知能力≒前頭葉機能」ともいえるのです．

そのため，「非認知能力」は，測定できない能力ではなく，ある程度は測定できる能力であったと考えることも，認知できない能力ではなく，ある程度は認知できる能力であったと考えることもできるのです．

Column 2
「健全なる精神は，健全なる身体に宿る」はウソ…？

　このコラムは，拙著『からだの"おかしさ"を科学する』（かもがわ出版）で紹介した内容です．その際，身近にいる読者のみなさんから，このコラムについてかなり話しかけてもらうことができました．そのため，その再録になってしまいますが，やはりここでも紹介しておきたいと思います．

　以前，石川・小松市にある北陸体力科学研究所に出張する機会がありました．玄関前の植え込みには，研究所のシンボルであるゼウス像が実物大で再現されており，その存在感に圧倒されました．
　また，いただいたパンフレットには，みなさんも一度は耳にしたことがあるだろう，あのコトバ「健全なる精神は，健全なる肉体に宿れかし」が記されていました．
　でも，「語尾の"かし"ってなんだろう…？」ということで，さっそく，『古語辞典』（岩波書店）で"かし"を引いてみると，それは終助詞であり，その意味は「強く念を押す」ということがわかりました．だとすると，「健全なる精神は，健全なる肉体に宿ることを強く祈る」ということになります．
　そこで次に，その原文をインターネットで探してみました．すると，

"Orandum est ut sit mens sana in corpore sano" という文章にだとりつくことができました.

　ここまできたところで，今度は研究室にいた鹿野晶子さん（現 日本体育大学・准教授），小林幸次さん（現 平成国際大学・専任講師）を誘って，当時所属していた埼玉大学の図書館に出向き，『ギリシア・ラテン引用語辞典』（岩波書店）を調べてみました. するとそこにも，「われわれは健全なる身體に健全なる精神があるやうに祈るべきなり」とありました.

　そうなんです.「健全なる精神は，健全ある肉体に宿る」のではなく，そうなることを「強く祈る」というのが本当だったのです. 逆にいうと，「健全な身体」だからといって，「健全な精神」が宿るとは限らないということなのです. 昨今の「体罰」問題は，このことを見事に示してくれていないでしょうか？

　でも，考えてみれば当然ですし，妙に納得してしまったのは私だけでしょうか？

Chapter 2

「疲れた」・「だるい」の
身体的背景：自律神経機能

自律神経機能とは…？

　「"疲れた"，"だるい"，"かったるい"を連発」，「休み明けに元気がない」，「背中ぐにゃ」，「腹痛・頭痛を訴える」，「午前中，やる気が湧かない」等々．

　これらも，保育・教育現場の先生方や子育て中のお母さん，お父さんから教えてもらうことができる最近の子どもたちの様子です．体調不良ともいえるこれらの事象の背景として心配されているのが自律神経機能の発達問題と機能不全です．

　ただ，これについても，体調不良が自律神経の問題に起因しているということは耳にしたことがあるけれど，「そもそも，自律神経って何？」という方もいらっしゃるのではないでしょうか．また，「私たちの生活とどのようにかかわっているのか」，「どのような働きをしてくれているのか」ということを，いざ聞かれてしまうと，はっきりわからないという方も多いのではないでしょうか．

　一言でいってしまえば，からだの調子を整えるために無意識的（自律的）に働いてくれているのが自律神経です．自律神経は，緊張しているときに働く「交感神経」とリラックスしているときに働く「副交感神経」の

相反する2つの神経の働きによって，からだの諸機能をコントロールしてくれています．

　運動しているときや緊急事態に遭遇したときには交感神経の働きが活発になって，心臓が力強く，しかも早く収縮して，血圧が上昇します．また，体温が上昇しすぎないように汗も出ますし，周囲をよく観察するために瞳孔も大きくなります．一方，寝ているときや危険を回避したときには副交感神経の働きが活発になって，消耗したからだの諸機能の回復を図ります．そのため，心臓の収縮がゆっくりになって，血圧も低下します．

　例えば，するどい目つきのライオンが，突然，あなたの目の前に現れたとします．襲われるかもしれないという状況です．そうなれば，逃げなければならないかもしれません．場合によっては，闘わなければならないかもしれません．ならば，「しっかり準備体操をしておこう」ということで，それからえっちらおっちら屈伸運動や伸脚運動をやっていたらどうでしょうか．きっと，すぐに襲われて最悪の結果を招いてしまうことになります．

　そこで，活躍するのが自律神経というわけです．緊急事態を察知したあなたのからだでは交感神経が作動して，無意識的（自律的）に心臓の収縮が早くなり，汗をかき，瞳孔も大きくなります．要は，準備体操を行ったときと同じような状況をつくり出してくれるわけです．

　ただ，いつもいつも緊急事態に遭遇していたら，それはそれで不都合が生じます．この交感神経と副交感神経のバランスが崩れて，倦怠感，めまい，頭痛，腹痛，便秘，下痢等の症状が起こりやすくなってしまいます．

　このように考えると，自律神経機能はヒトという動物がさまざまな外敵がいる，自然災害もあるこの地球上で生き延びて進化し，繁栄できたこととも無関係とはいえず，極めて「ヒト的（動物的）」な働きを担ってくれているといえるのです．

自律神経機能の測定

　このように，重要な役割を果たしているものの，目に見えにくいことから，なかなかイメージしにくいのが自律神経機能といえます．でも，緊急事態のときに無意識的（自律的）に作動するのが自律神経機能なの

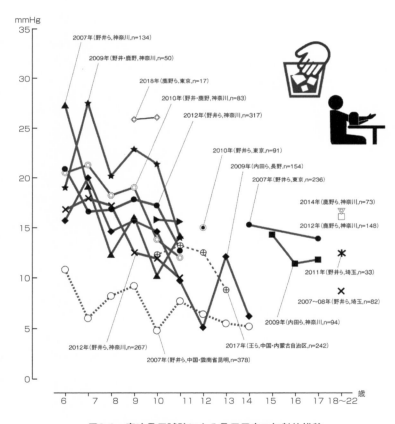

図2-1　寒冷昇圧試験による昇圧反応の加齢的推移

出典：子どものからだと心・連絡会議編（2020）子どものからだと心白書 2020.
ブックハウス・エイチディ，東京，p130.

ですから，軽い緊急事態をつくりだしてそのときの反応を観察すれば，調子の良し悪しを確認することができるはずです．このようなことから，日ごろ私たちは寒冷昇圧試験と呼ばれる少々ユニークな手法を用いて，子どもの自律神経機能の状態を観察しています．

　この手法では，冷たい氷水に1分間指先を浸して，そのときの血圧上昇の程度（昇圧反応）を観察します．要するに，冷水という緊急事態を意図的につくりだしてそのときの反応を確認しようというわけです．当然，反応が大きすぎる場合は刺激に対する過剰な反応を，小さすぎる場合は鈍感な反応を意味することになります．

　図2-1は，この寒冷昇圧試験による昇圧反応の加齢的推移を，各地で行われた調査別に線で結んで示したものです．この図をみると，冷水刺激に対する昇圧反応が加齢とともに小さくなっていく様子を確認することができます．つまり，同じ程度の刺激なら，加齢に伴って次第に反応しなくなることを意味しています．自律神経機能の発達といえるでしょう．

　ところが，図中に○印で示した中国・昆明の子どもたちと比べると，日本の子どもたちの反応が大きい様子も確認できます．冬場の測定は避けているため季節の影響はないとしても，昇圧反応のこのような差異には，気候や気圧が影響する可能性もあるでしょう．そのため，それらの影響も否定できません．ただ，あまりにも大きな差を目の当たりにして私たちも少々戸惑ってしまいました．

「疲れた」，「だるい」の身体的背景

　そうはいっても，この時点では，日本の子どもたちの反応が大きすぎるのか，それとも，中国・昆明の子どもたちの反応が小さすぎるのか，は判断できませんでした．

一方で，外界からの刺激にすべて反応していたら，疲れてしまうことになります．このことは，例えば，音刺激でも同じです．

この本を読んでくれているいまのみなさんは，どんなに静かな部屋にいる方でも，耳を澄ませば空調や換気扇の音が聞こえるのではないでしょうか．なかには，窓の外から近所の公園の子どもたちの声が聞こえるという方もいるかもしれません．でも，それらの音があなたの耳に入ってきていたのは，耳を澄ました瞬間からではなかったはずです．おそらく，前のページを読んでいるときも，その前のページを読んでいるときも同じでした．でも，気にならなかったのではないでしょうか．聞こえていなかったのではないでしょうか．これは，いまのあなたに関係のない音を，無意識のうちに脳がシャットアウトしてくれていたからです．でも，それらの音が，四六時中，聞こえたとしたらどうでしょうか．意識しなければならないとしたらどうでしょうか．きっと疲

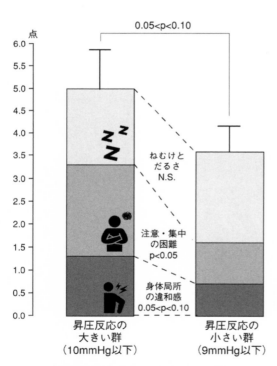

図2-2 昇圧反応が大きい群と小さい群との疲労得点
（筆者改変）
出典:鹿野晶子,野井真吾(2014)
子どもの疲労自覚症状の実態と自律神経機能との関連:
自覚症状しらべと寒冷昇圧試験を用いて.
発育発達研究, 62 , 34-43.

れてしまいます．つまり，外界からの刺激に対する過剰な反応は，疲れをため込んでしまうという結果を招くことになるわけです．

　このようなことから，小学生を対象とした別の調査では，この寒冷昇圧試験とともに疲労自覚症状のデータも収集してみることにしました．結果は，**図2-2**の通りです．ご覧のように，昇圧反応が大きい子どもはそれが小さい子どもに比べて，多くの疲労感，とりわけ，「注意・集中の困難」を呈するような疲れを訴える様子が観察できたのです．

　このような結果を，先ほどご覧いただいた**図2-1**の結果と併せて考えてみると，日本の子どもたちは中国・昆明の子どもたちに比して，いろいろな刺激に過敏に反応しすぎてしまって，疲労をため込みやすいからだの状況にあるといえそうなのです．

「長期キャンプ」の効果

　ここまでくると，やはり，このような自律神経機能の問題も，どのように解決したらいいのかということが気になります．そこで，ご覧いただきたいのが，**図2-3**の結果です．

　この図は，30泊31日という少々強烈な超ロングステイキャンプの前半，中盤，後半に行われた寒冷昇圧試験における昇圧反応の変化を示しています．ご覧のように，子どもたちの昇圧反応は，キャンプ生活の中で次第に低下していき，キャンプ後半には前述した昆明の子どもたちと同程度の反応になっていったのです．

　考えてみれば，キャンプ生活では冷たい水で顔を洗わなければなりません．エレベータもエスカレータもないため，移動手段は自らの足だけです．ときには，畑で野菜を収穫し，川で魚釣りをした上で，火起こしから食事の準備をはじめなければならない日もあります．これらは，便

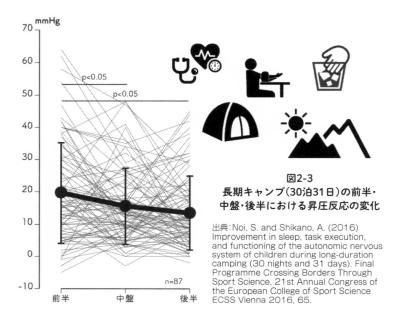

図2-3
長期キャンプ（30泊31日）の前半・
中盤・後半における昇圧反応の変化

出典：Noi, S. and Shikano, A. (2016)
Improvement in sleep, task execution,
and functioning of the autonomic nervous
system of children during long-duration
camping (30 nights and 31 days). Final
Programme Crossing Borders Through
Sport Science, 21st Annual Congress of
the European College of Sport Science
ECSS Vienna 2016, 65.

利で快適すぎる現代社会にはない生活といえます．逆にいうと，緊急事
態だらけといった感じです．

　このように，必ずしも便利で快適とはいえないキャンプ生活には，自
律神経機能の発達を促す，あるいは，その調子を整える要素がふんだん
に内包されているといえそうなのです．

自律神経機能の自然成長論を改めよう…！

　ところが，現代社会を眺めてみると，そこにはエアコンが完備された
中で，汗をかかずとも過ごすことができる夏の生活，寒さに震えずとも
過ごせる冬の生活，ボタンを押すだけでお風呂が沸く生活，エレベータ
やエスカレータが完備された中で，階段の上り下りをしないでもすむ生

活，寒い冬の朝でも冷たい水で洗顔しなくてもすむ生活，いつでもどこでも電話をかけたり受けたり，メールを送ったり受信したりできる生活があります．そればかりか，自動運転さえ夢の話ではありませんし，機械に向かって「OK Google」と呼びかけてお願いするだけで，部屋の電気のON/OFFをしてくれたり，音楽をかけてくれたり，天気予報や今日の予定を教えてくれたり等々といった生活も現実のものになっています．

　これが，現代社会です．あまりにも便利で，必要以上に快適すぎるこのような現代生活は，緊急事態が少ない生活，すなわち，自律神経への刺激が少ない生活といえます．当然，そのような生活はおとなだけのものではありません．発育期にある子どもも同じです．子どもにしてみれば，便利で快適すぎる生活を完璧に整えられた中で，それでも自律神経機能の発達問題と機能不全の解決を要求されているというわけです．

　まずは，そのような生活が日常になっているということを頭に入れた上で，子どもたちの自律神経は，放っておけば自然に成長するという固定観念を捨てる必要があると思います．そして，かつてのようにはなかなか成長していかないという子どものからだの事情を理解しておく必要があると思うのです．

Column 3
昼食後に睡魔に襲われるわけ…!!

　このコラムも，やはり拙著『からだの"おかしさ"を科学する』（かもがわ出版）の再録になってしまいます．ただ，同じように好評をいただいたコラムでした．

　また，最近このコラムとも関わって，「お昼寝」の大切さ，重要さ，必要性

を痛感するに至っています．そのため，「お昼寝」研究の準備も進めています．というわけで，再度紹介させていただきたいと思います．どうぞ，お付き合いください．

　"昼食後に睡魔に襲われた"というのは，誰もが持っている経験です．実は，このような現象は自律神経の仕業であり，ヒトとしての必然だったのです．

　自律神経が「交感神経」と「副交感神経」で構成されていることは，先ほどご紹介した通りです．そして，多くの身体機能は，交感神経が優位なときに活発に働き，副交感神経が優位なときに抑制します．ところが，多くの身体機能とは逆に，交感神経が優位なときに抑制し，副交感神経が優位なときに活発になる身体機能もあります．

　それが，消化機能です．消化機能に限っては，交感神経が優位なときにその機能が低下し，副交感神経が優位なときにその機能が亢進するのです．

　当然，食後は消化機能が活発に働く必要があります．つまり，副交感神経が優位になる必要があります．ただ，副交感神経が優位になれば，多くの身体機能が低下するわけですから，眠くもなるというわけです．

　だとすれば，食後に眠くなるのは，ヒトとしての必然といえるでしょう．許されるなら，食後はその必然に身をゆだねて，ゆったり過ごすのが理想といえるわけです．

　考えてみれば，どんなに忙しいときでも食後の休息はしっかりとる必要があるということから，「親が死んでも食休み」ということわざさえあります．昔のヒトも，その大切さを経験的に感じていたんだと思うのです．

　まったく，ことわざや言い伝えには感心させられるものです．

「低体温傾向」・「通学意欲がない」の
身体的背景：体温調節機能

体温調節の仕組み

　「低体温傾向」，「冷え性」，「あまり汗をかかない」，「通学意欲がない」
等々．

　これらも，保育・教育現場の先生方や子育て中のお母さん，お父さん
から教えてもらうことができる最近の子どもたちの様子です．

　そもそも，ヒトが進化をしてきたこの地球上には，暑い地域も寒い地
域もあります．また，同じ地域であっても，日本のように春夏秋冬といっ
た四季がある地域もあります．ただ，暑い地域に行くからといって，意
識的に体温を放散（放熱）できる人も，寒い地域に行くからといって，
意識的に体温を産生（産熱）できる人もいません．このことは，天気予
報をみながら，「明日も午前中から30℃を超えるのか．だとすると，ちゃ
んと汗をかいておかないと熱中症になっちゃうな」と思って汗をかく人
がいないこと，「明日の朝は冷え込むのか．だとすると，ちゃんと体温を
上げておかないと凍えちゃうな」と思って体温を上げる人がいないこと
と同じです．

　このような生理反応は，環境の変化を感知する体温中枢から自律神経
に作用して行われています．ただ，このような体温調節を意識的に行っ

ている人はいません．無意識的（自律的）に行っています．そのため，このような体温調節の対応は自律性体温調節反応と呼ばれています．

　でも，暑さ寒さの厳しい地域や季節に，自律性体温調節反応だけで体温を一定に保つことは至難の業です．そのため，暑い夏には涼しい服を着たり，クーラーをつけたりします．また，寒い冬にはコートを着たり，暖房をつけたりもします．つまり，行動を変化させることにより，意識的に体温を一定に保とうとするわけです．このような対応を行動性体温調節反応といいます．

　このようなことから，「低体温傾向」，「冷え性」，「あまり汗をかかない」，「通学意欲がない」等々といった「体温」に関わる問題事象の背景には，体温調節機能の問題が予想できるのです．

低体温傾向の子どもたちの存在

　低体温傾向の子どもたちの存在を最初に実感してくれたのも，保育・教育現場の先生方，中でも養護教諭の先生方でした．養護教諭の先生方の間で，「これまで，『調子が悪い』と言って保健室に来る子の体温は高いことが多かったが，最近は低い子もかなりいる」ということが実感されはじめたのは1980年代のことでした．

　いうまでもなく，体温調節，すなわち「温血性」の獲得は，人類の進化に非常に大切な役割を果たしてきました．そのため，人類がとてつもなく長い年月をかけて獲得してきた体温調節機能がこの数十年で変化しているとすれば，それは大変な事態であると思いながらも，上記のような実感に導かれて，各地での体温調査を機会あるごとに精力的に実施してきました．

　ところが，それらの調査結果は，私たちの希望的な予想に反して，腋

窩温（脇の下の体温）が36℃未満の低体温傾向の子どもたちの存在を明らかにしたのです.

　ただ, そうはいっても, 体温は「風邪気味で高そうだから」,「少しだるくて高そうだから」,「熱っぽくて高そうだから」等々の理由で測定されることはあっても,「低そうだから」という理由で測定されることはあまりありません. つまり, 体温が高すぎることは異常であると認識されているのですが, 反対に体温が低いことがどのような問題性をはらんでいるのかということは, この時点ではあまり検討されていませんでしたし, もちろん, 認識もされていませんでした.

　私たちが, 子どもの低体温傾向に関する事実調査に着手することにしたのはそのためです.

低体温傾向は活動水準低下の現れ...!?

　調査では, 健康中高生を対象として1日を通して体温測定を行ってみることにしました. この検討で, あえて"健康"中高生としているのは, 何の問題も訴えずに, 毎日普通に通学している子どもたちを対象にしているからです.

　この検討では, 最初に, 健康中高生の起床直後の腋窩温に基づいて, 子どもたちを35℃台の低体温傾向群と36℃台の標準体温群とに区分しました. そして, 両群の1日の腋窩温変動を追ってみることにしました. 結果は, **図3-1**の通りです.

　一般に, ヒトの体温は, 副腎皮質から分泌されるコルチゾルやβエンドルフィンといったホルモンの影響によって午前中に上昇し, 午後にピークを迎えます. そしてその後は, 松果体から分泌されるメラトニンの作用によって下降します. 実際, 標準体温群の子どもたちは, おおむねそ

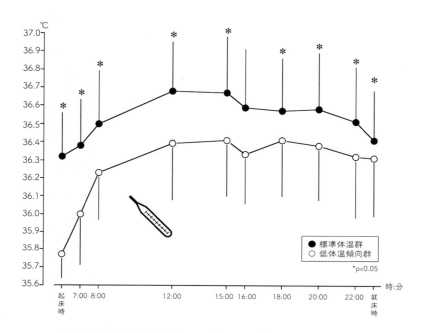

図3-1　標準体温群と低体温傾向群とにおける腋窩温の日内変動

出典：Noi, S., Ozawa, H. and Masaki, T. (2003) Characteristics of Low Body Temperature in Secondary School Boys. International Journal of Sport and Health Science, 1(1), 182-187.

のような理論通りの推移を示しているといえます．対して，低体温傾向群の子どもたちの推移は，それとは少々異なっています．このような違いは，3つの問題点を私たちに教えてくれることになりました．

　1点目は，低体温傾向群の子どもたちの体温レベルが1日を通してそれほど高くならないということです．少なくとも，どの時間帯においても標準体温群の平均値を上回ることがありません．

　一方で，体温はからだの活動水準を反映するといわれています．なぜならば，私たちが行うすべての活動，例えば，筋肉を収縮したり，弛緩したり，あるいは，考えごとをしたりといった活動は，化学反応によって行われているからです．そのため，周りの環境温度，すなわち体温が

低いとその反応は遅くなってしまいますし，逆に，体温がある程度高い
とその反応が素早くなります.

　例えば，洋服のボタンをかけ違えたり，左足と右足で異なる靴下を履
いてしまったりといったことは，誰もが一度は経験したことがある失敗
といえるでしょう．では，そのような失敗は，どのような時間帯に多く
発生するでしょうか．きっと，「朝！」と思う方が多いのではないでしょ
うか．これは，リズムの関係で，そもそも，体温が低い時間帯，つまり，
活動水準が低い時間帯だからと考えることができます.

　ただ，これだけでは多くの人の着替えの時間が朝であることの証とも
いえます．では今度は，読書を思い出してみてください．寝床に入って
本を開きました．なんだか頭に入ってきません．同じページを何度も読
み返していることに気づき，ページの途中でキリがいいとはいえないも
のの眠りにつくことにしました．次の日の昼間，キリの悪いところで終
わっていた残りの部分を読みたいと思い，再度，本を開きます．今度は，
一度でスッとその内容が頭に入ってきますし，昨夜も同じページを読ん
だはずなのにその記憶はほとんどありません．このようなことが起こる
のも，活動水準が低い時間帯だからと考えることができるわけです.

　このことは，スポーツの現場で日常的に行われている「ウォーミング・
アップ」というコトバにも表れています．何を"ウォーム"しているの
かというと，試合や練習の場面で持っている力を十分に発揮するために，
からだをウォームしているというわけです.

　また，昼行性の動物であるヒトの体温が早朝に最低値を示し，昼頃ま
でに急上昇して午後に最高値を示した後，その後は次第に低下するといっ
た概日リズム（日内変動）を示すのもそのためといえます.

　このようなことから，低体温傾向群の子どもたちは，1日を通してから
だの活動水準が十分に高くならないため，不活発な生活を送っているの
ではないかということを心配させるのです.

低体温傾向はリズム後退の現れ...!?

　また2点目は，低体温傾向群の子どもたちの体温ピークが標準体温群に比してより遅い時間帯にずれ込んでいるということです．

　ご覧のように，標準体温群の体温は昼の12時頃にピークを迎えています．つまり，学校生活に合わせてからだの活動水準が高まっていると解釈できるわけです．対して，低体温傾向群の子どもたちでは，それが夕方の18時頃です．つまり，低体温傾向群の子どもたちは体温の概日リズムが後退しているのではないかということを推測させます．

　考えてみれば，保育所の先生方や学童保育の指導員の方からは，「午前中は元気がないのに，お母さんがお迎えに来るころになって，ようやくエンジンがかかり出す子どもがいる」との実感をお聞きすることがあります．また，「塾の勉強は頭に入るけど，学校の勉強は頭に入らない」という子どもたちもいます．

　概日リズムのこのような乱れは，この図が教えてくれている3点目の問題とも関係がありそうです．それは，低体温傾向群の子どもたちの体温が就床時になっても起床時のレベルまで十分に低下していないということです．

　もちろん，体温は個人差の大きい生理指標でもあります．そのため，低体温傾向群の子どもたちはそもそも低いのではないか，ということも考えられます．でも，リズムは違います．睡眠と覚醒という点では，起床時と就床時のレベルは同じくらいであることが，ウォーミング・アップにより起きやすいからだになっており，クーリング・ダウンにより眠りにつきやすいからだになっているということになります．ですから，その人にとっての望ましいリズムと考えることができるわけです．

　だとすると，**図3-1**の低体温傾向群の推移は，朝は眠い目をこすりな

がら頑張って起床して，午前中はボーッと過ごし，夜も次の日の学校のことを考えると眠くないのに，やっぱり頑張って就床している子どもたちの様子を心配させるのです．

低体温傾向群の子どもたちにおけるそのようなきつい朝の生活は，**図3-2**の結果からもうかがい知ることができます．

この図は，標準体温群と低体温傾向群とにおける起床直後の通学意欲を比較した結果を示したものです．ご覧のように，標準体温群では半数以上（54.4%）の子どもたちが「通学意欲あり」と回答しているのに対して，低体温傾向群ではおよそ3人に1人の割合（36.6%）に止まっています．さらに，約3割（29.6%）の子どもたちは，「通学意欲なし」と回答しているのです．

このように，低体温傾向の子どもたちは，体温をはじめとする生体リズムが学校生活と合っておらず，より遅い時間帯にずれ込んでしまっていることを推測させます．

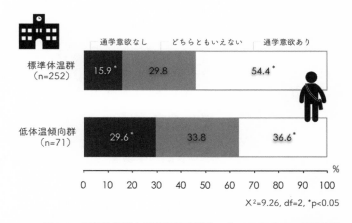

$X^2=9.26$, df=2, *p<0.05

図3-2　標準体温群と低体温傾向群とにおける起床時の通学意欲

出典：Noi, S., Ozawa, H. and Masaki, T. (2003) Characteristics of Low Body Temperature in Secondary School Boys. International Journal of Sport and Health Science, 1(1), 182-187.

そして，朝は朝で，頭では「学校に行かなくては」と思っていても，活動水準が低いレベルにあるためなかなかからだが動かず，やる気も湧いてこない生活を送っていることを心配させ，夜は夜で，活動水準が十分に低くなっていないために，なかなか眠れないことも心配させるのです．

「宿泊行事」で起床時体温が上昇

　このような中，あるとき，東京・武蔵野市の小学校に勤務する養護教諭の先生方から「セカンドスクールの効果を検証してほしい」という依頼が飛び込んできました．

　セカンドスクールとは，武蔵野市が1996年度から行っている6泊7日あるいは7泊8日という少々長めの集団宿泊活動のことで，市内の公立小学校に在籍する5年生が対象です．この学校行事では，子どもたちが元気な姿をみせてくれるというのです．

　ただ，効果検証に活用できる資料は，子どもたちが宿泊活動の5日前から宿泊最終日までの期間に記録した「健康観察票」しかありません．確かに，そこには，就床時刻，起床時刻，食事，体調，排便状況，起床時体温等の記録が記されているものの，「この資料だけでどれほどのことがわかるのか」といった不安もありました．ところが，分析をしてみると面白いことがわかったのです．

　図3-3は，調査期間中（全12日間）の起床時体温，睡眠状況の変化を示したものです．ご覧のように，宿泊活動の開始に向けて就床時刻，起床時刻が次第に早くなっていく様子を確認することができます．

　よくあるように，宿泊活動前には「来週から楽しみにしているセカンドスクールだね．いまから，早寝，早起きを心がけて，体調を整えて臨もうね」といった担任の先生の話があったのかもしれません．また，各

家庭でも，同じような声かけやそれを応援する態勢があったのかもしれません．子どもたちは，それらの働きかけにちゃんと反応して，"早寝"，"早起き"の生活を心がけていたというわけです．本当に健気です．

　対して，起床時体温はというと，宿泊活動の開始に向けて次第に低くなっていく様子が確認できます．前述したように，そもそも体温は，明け方に最低値を示した後，次第に高くなっていって起床します．ですから，起床時刻が早くなっていくにつれて，体温が低くなっていくのは当然です．

　このように，起床時刻，就床時刻，起床時体温が変化する中で，スタートした宿泊活動ですが，開始後は起床時刻，就床時刻の変化は確認できません．宿泊活動中は，起床時刻，就床時刻は決められていますから，これもまた当然です．ところが，起床時体温は違いました．ご覧のように，宿泊活動がはじまっても2日目まで低下した後，次第に上昇しはじめて，

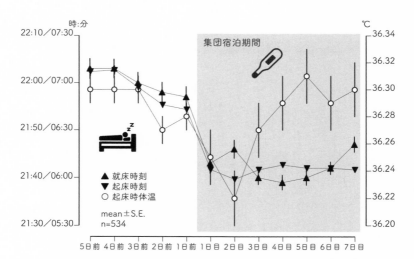

図3-3　調査期間中の平均起床時体温，平均就床時刻，平均起床時刻の変化

出典：久川春菜，野井真吾（2016）集団宿泊活動が小学5年生の身体に及ぼす影響：起床時体温，就床時刻，起床時刻，排便状況を指標として．日本幼少児健康教育研究学会誌，2，15-24．

宿泊5日目には健康観察票を記録しはじめた当初の起床時体温を示すに至ったのです。

　このような事実は，"早寝"，"早起き"の生活への変化に，からだが順応しはじめたと解釈できます。実際，「宿泊活動開始2～3日目までは些細な喧嘩が起きていたが，3日目以降から互いのことを理解し，協調性が芽ばえてくる子どもの姿が見受けられた」や「基本的生活習慣に対する意識が高まった」という先生方の実感，さらには，「この宿泊活動で学んだ規則正しい生活や感謝の気持ちを忘れないで生活したい」といった子どもの声とも無関係とは思えないのです。

　とかく，精神面の成長ばかりが強調される集団宿泊活動ですが，そのような成果の根底には生活習慣の改善があったといえるのではないでしょうか。

たかが体温，されど体温

　コロナ禍のいまはもちろん，毎年，インフルエンザの季節になると，体温の測定値に一喜一憂する姿が見受けられます。

　ただ「体温」は，ご覧いただいたように，病気を発見するためだけの指標ではなく，子どもたちの"元気"や"生活"の状況を雄弁に語ってくれてもいます。そしてそれは，元気ややる気が感じられないことを，単に「だらしがない」や「根性が足りない」という"心"の問題だけでは片付けられないことも教えてくれていると思います。

　測定値に振り回されてしまう前に，まずは，そこからみえてくる子どものからだや生活の事情を共有し，病気の発見という視点だけではない体温の価値にも注目してくださればと思います。そしてそのときは，体温が高いことの問題だけでなく，低いことの問題も同じように認識して

みてくだされればと思います.

　正に, たかが「体温」, されど「体温」というわけです.

Column 4
あなたの「平熱」はたくさんある?

　ヒトの体温は, 早朝に最低値を示し, 昼頃までに急上昇して午後に最高値を示した後, その後は次第に低下するといった概日リズム(日内変動)を示します. つまり, 健康な人であっても, 1日の中で体温は変化するわけです.

　そうなると, よく聞く「平熱」とは, 一体, 何のことなのかがわからなくなってきたという方も多いと思います.

　そうなんです. わかるようで, わからないのが「平熱」の概念なのです. 少なくとも, 概日リズムを示すのが正常な体温リズムですから, 時間帯によって平熱は変わってくると考えるべきです. もっというと, 平熱は1つではないのです.

　誰もが1日は24時間しかありません. 可能であれば, 効率のいい1日を送りたいものです. それには, 自らのからだの特徴を知っておくことが大切です. まずは, 1日の体温変動を把握した上で, それぞれの時間帯における日ごろの体温を知ってみることからはじめてみてはいかがでしょうか.

　そのことは, あなたが朝型タイプなのか, 夜型タイプなのかを教えてくれることにもなります. それがわかれば, 大切な仕事や勉強をいつの時間帯にやるべきなのかもみえてくるとも思うのです.

　いずれにしても, あなたの「平熱」はたくさんあるのです.

Chapter 4

「朝起きられない」・「夜眠れない」の
身体的背景：睡眠・覚醒機能

睡眠が困難な時代

　「朝，なかなか起きられない」，「夜，なかなか眠れない」，「朝からあくびをする」，「授業中，居眠りをする」，「保健室でいびきをかいて眠り込む」等々.

　これら睡眠・覚醒機能の問題を心配させる「おかしさ」も，保育・教育現場の先生方や子育て中のお母さん，お父さんから教えてもらうことができる最近の子どもたちの様子です. また，Chapter1で紹介した前頭葉機能，Chapter2で紹介した自律神経機能，Chapter3で紹介した体温調節機能の諸問題の背景にも，当然，生活習慣の乱れが予想されています. なかでも心配されているのが，生活の夜型化や深夜型化，短時間睡眠等々といった睡眠・覚醒機能に関する問題です.

　2018年6月，WHO（世界保健機関）は約30年ぶりに国際疾病分類（ICD-11）を改訂しました. そしてそこでは，「Gaming disorder（ゲーム障害）」が正式な病気として認定されたことが話題になりました. ただ，あまり話題にされていないことなのですが，今回の改訂では「Sleep-wake disorder（睡眠・覚醒障害）」の章も新設されています.

　このことは，睡眠に関わる種々の問題が国際的にも社会問題になっていること，そして「睡眠が困難な時代」が到来していることを教えてくれています.

日本の子どもたちは，世界で最も寝ていない…!?

　日本の子どもたちの厳しい睡眠事情は，種々のデータがそれを物語っ
てくれています．

　例えば，**図4-1**は，手元にある資料を基に，日本の子どもたちにおける
各時代（昭和初期，昭和後期，平成-令和）の睡眠時間を示したものです．
ご覧のように，日本の子どもたちの睡眠時間は，およそ100年の間に小

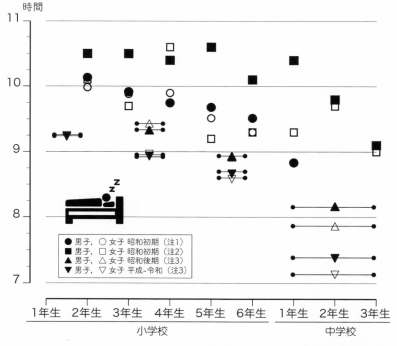

図4-1　日本の子どもたちにおける各時代（昭和初期，昭和後期，平成-令和）の睡眠時間（筆者作図）

注１：吉田（1935）の【成願晴三，伊坂春：學童保健調査に現はれたる二三の統計的観察，日本學校衛生，第20巻第4號，昭和七年四月】を基に作図．
注２：吉田（1935）の【文部省體育課：小學校兒童の睡眠に關する調査，学校衛生，第10巻第5號】を基に作図．
注３：日本学校保健会（2020）を基に作図．データは，小学1・2年生，3・4年生，5・6年生，中学生の平均値．

表4-1　米国睡眠協会による各年代における推奨睡眠時間

年齢	推奨睡眠時間
0〜3ヵ月	14〜17時間
4〜11ヵ月	12〜15時間
1〜2歳	11〜14時間
3〜5歳	10〜13時間
6〜13歳	9〜11時間
14〜17歳	8〜10時間
18〜25歳	7〜9時間
26〜64歳	7〜9時間
65歳以上	7〜8時間

出典：Hirshkowitz, M. et al. (2015) National Sleep Foundation's sleep time duration recommendations: methodology and results summary. Sleep Health 1, 40-43.

学生で1時間程度，中学生では2時間程度も短くなっています．そればかりか，現在の睡眠時間は，**表4-1**に示した米国睡眠協会（National Sleep Foundation）による推奨睡眠時間（Sleep Duration Recommendations）に示される年代別の睡眠時間を大きく下回るだけでなく，多くの先行研究が示す他国のデータと比較しても世界で一番寝ていないのが日本の子どもたちといえるのです．

　一方で，昔の子どもたちに比べて現代の子どもたちはそれほどの睡眠が必要でなくなったという証拠も，世界の子どもたちに比べて日本の子どもたちは短い睡眠で大丈夫という証拠もありません．そのため，日本の子どもたちは厳しい睡眠事情を有しているといえるわけです．

一層眠い月曜日の朝

　このような事実は，日本の子どもたちにおける日中の元気のなさも心配させます．

　そこで思い出すのが，「元気がない子が多いのは午前中．なかでも，元気がないのは土日明けの月曜日の午前中」といった保育・教育現場の先生方の声です．このような実感は，あちこちで耳にすることができます．そして，このような実感が見当違いでないことは，眠りのホルモンと称されるメラトニンに関する調査結果がそれを証明してくれています．

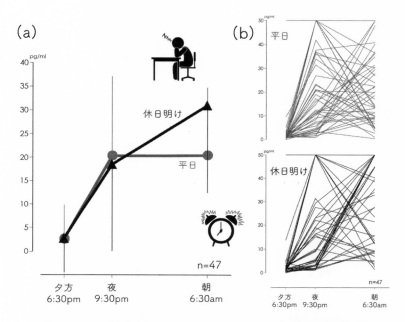

図4-2 平日と休日明けとにおける唾液メラトニン濃度の継時的変化

出典：Noi, S. and Shikano, A. (2011) Melatonin metabolism and living conditions among children on weekdays and holidays, and living factors related to melatonin metabolism. School Health, 7, 25-34.

　図4-2は，平日と休日明けとにおける唾液メラトニン濃度の経時的変化を示したものです．睡眠導入作用があるメラトニンですから，分泌量は多ければ眠く，少なければ眠くないと理解することができます．そのようなことを頭に入れて，この図の**(a)**をご覧ください．ご覧のように，平日（水-木曜日）であっても9：30pmと6：30amの分泌量に大差がありません．つまり，9：30pmと6：30amの眠気は大体同じというわけです．これだけでも，子どもたちのつらい朝の様子はわかります．

　ところが，休日明け（日-月曜日）になると，明らかに朝の分泌量が増しているのです．これでは，多くのおとなが月曜日の朝の子どもたちをみて元気がないように感じるのも，授業中に居眠りをしてしまう子どもがいるのも，さらには，保健室でいびきをかいて寝入ってしまう子ども

がいるのもうなずけるのではないでしょうか.

「長期キャンプ」で睡眠リズムが改善

　では，このような睡眠事情を解決するためにはどうすればいいのでしょうか. 答えは簡単ではないものの，ヒントになりそうな証拠としてChapter2でも紹介した長期キャンプの効果をご覧いただきたいと思います.

　「世間では，子どもの"元気"が心配されているけれど，私たちの活動に参加してくれた子どもたちは，みんながみんな元気になった感じがする. その"元気"を測定してほしい」. これは，栃木・茂木町に位置するハローウッズで森のプロデューサーを務める﨑野隆一郎さんが最初に私たちの研究室を訪れてくれた時の第一声でした.

　「どんなことをされているんですか？」という私の問いに，返ってきた答えは「30泊31日のキャンプ」というものでした. 夏休み中，子どもを預かるというわけです. はじめは，「無茶苦茶な人たちだなぁ」とも思いました. ところが，少し話しただけですぐに意気投合. その後15年以上に亘るお付き合いがはじまることになったのです.

　そもそも，メラトニン・リズムは，昼間の受光や適度な身体活動で前進し，逆に，夜間の受光で後退します. このことは，古くから知られている事実です. また，最近では，食事摂取が生体リズムにインパクトを与えることも明らかにされつつあります.

　考えてみれば，キャンプ生活には夜間の暗環境があります. 昼間の光環境や適度な身体活動，規則正しい食事摂取もあります. だとすれば，長期キャンプのような生活が生体リズムを整えて，子どもの「元気」を育んでも不思議ではありません. 実際，キャンプ中の様子を聞けば聞く

ほど，参加する子どもたちの生体リズムが整っているように思えました．
「じゃあ，メラトニンを測定してみましょう」ということで，長期キャンプでのメラトニン調査がはじまりました．

　図4-3は，その結果を示したものです．ご覧のように，キャンプ中は夜の分泌が増して，朝の分泌が減っています．繰り返しになりますが，メラトニンは眠りのホルモンですから，キャンプ中は分泌されるべき時間にちゃんと分泌されているといえます．

　つまり，キャンプ生活は心配されている子どもの睡眠事情を解決してくれるといえそうなのです．また，Chapter2でご覧いただいた寒冷昇圧試験における昇圧反応の変化の背景にも，このような睡眠事情の改善があったと考えることができるのです．

　ところが，**図4-3**のキャンプ後の推移をみると，すっかり元のリズムに戻ってしまっている様子も確認できます．このような事実は，キャンプ生活から日常に復帰することで，好

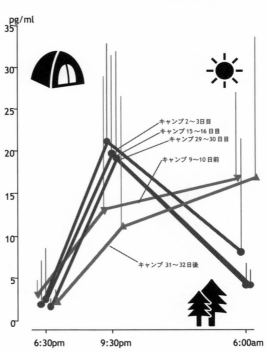

**図4-3　長期キャンプ（30泊31日）中とその前後の
睡液メラトニン濃度の経時的変化**

出典：野井真吾，鹿野晶子，鈴木綾子，下里彩香，土田　豊，山岸英之，
西宮　肇（2009）長期キャンプ（30泊31日）が子どものメラトニン代謝に及ぼす影響．発育発達研究，41，36-43.

ましい生体リズムを維持することが困難になってしまう最近の子どもの
事情を物語ってくれています.

　考えてみれば，一言も「早寝・早起き・朝ごはん」をいわれないキャ
ンプではそれが実現し，毎日のようにそれを要求されるキャンプ前後の
生活ではそれが実現できないという事実はまったく皮肉です.

　この点についても，「いわれたって無理だよ」というのが，子どもたち
のいい分なのかもしれません.

「山村留学」でも睡眠リズムが改善

　そうはいっても，30泊31日といった長期キャンプは特別な取り組み
ともいえます.加えて，「日本中の子どもたちはみんな30泊31日の長期
キャンプを行うべき」との提案は，あまりにもナンセンスです.もっと
日常生活でできることはないのでしょうか.

　そのような中，長期キャンプに関わる上記のデータを紹介したある講
演会後に，「うちの子どもたちも同じだと思う」と声をかけてくれたのが，
1986年から30年以上に亘って，長野・泰阜村で山村留学の取り組みを実
践し続けているNPO法人グリーンウッドの理事長である辻英之さんでした.

　確かに，山村留学は日常生活の場をキャンプのような山村に移した取
り組みといえます.実際，グリーンウッドが主宰する山村留学では，居
住地を山村に移して村の公立小学校・中学校に通学しながら，子どもた
ちと数名のスタッフ（ファシリテーター）が共同生活を営んでいます.夏
休み，冬休みといった学校の長期休業期間中は各自の地元に一時帰省し
ますが，基本的に1年間村で生活することになります.もちろん，ここで
の生活にテレビ，ゲーム，スマホはありません.

　このようなことから，さっそく山村留学に参加する子どもたちのメラ

トニン・リズムも観察してみることにしました．すると，**図4-4**に示すように，予想通りの結果を確認することができたのです．

　ご覧のように，山村留学の初日（1-2日目）は，朝型のメラトニン・リズムと解することができる「夜＞朝」の分泌パタンを示す者がちょうど半数の50.0％でした．ところが，山村での生活が長くなるにつれて，そのような分泌パタンの者が増えていき，1学期の最終日（112-113日目）には全員（100.0％）が好ましい分泌パタンを示すに至ったのです．

　つまり，山村留学も心配されている子どもの「からだのおかしさ」を解決してくれるといえそうなのです．

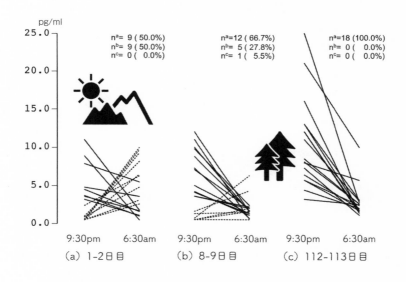

図4-4　山村留学中の唾液メラトニン濃度の経時的変化

注：n^a ＝9:30pm（夜）＞6:30am（朝）の分泌パタンを示した者の人数，n^b ＝9:30pm（夜）＜6:30am（朝）の分泌パタンを示した者の人数，n^c ＝ 9:30pm（夜）＝6:30am（朝）の分泌パタンを示した者の人数．
出典：Noi, S., Shikano, A., Yamada, N., Tanaka, R., Tanabe, K. and Tsuji, H. (2021) Effects of change in residence to a mountain village on children's melatonin responses. Biological Rhythm Research, 52, 60-69.

「散歩」でも睡眠リズムが改善

　でも，「日本中の子どもたちはみんな山村留学をすべき」という提案もナンセンスです．山村以外の地域でもっと日常といえるような取り組みでは改善できないのでしょうか．

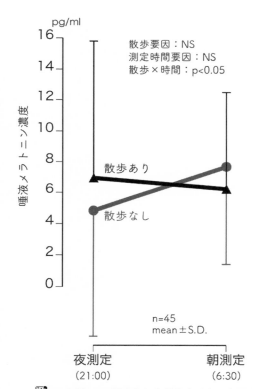

図4-5　散歩なしと散歩ありとにおける唾液メラトニン濃度の経時的変化

出典:鹿野晶子, 増田修治, 野井真吾 (2019) 保育所における「散歩」が子どものメラトニン分泌パタンと生活状況に及ぼす影響. こども環境学研究, 15(3), 1-6.

　そこで，思い出したのが保育所や幼稚園で日常的に行われている「お散歩」の取り組みでした．そして，ある保育園で「お散歩」の効果をメラトニン・リズムで確認してみることにしました．

　この検討では，「お散歩」に出かけた日の夜とその翌朝，出かけなかった日の夜とその翌朝の唾液を採取して，メラトニンの分泌パタンを比較しています．結果は，**図4-5**の通りです．ご覧のように，散歩に出かけた日は出かけなかった日に比して，夜のメラトニ

ンが多く，翌朝のメラトニンが少ない様子が示されたのです．

　つまり，散歩のような活動も心配されている子どもの睡眠事情を解決してくれるといえそうなのです．

ポイントは，スクリーンタイムと外遊び

　このように，長期キャンプや山村留学，お散歩といった活動は，心配されている子どもの睡眠・覚醒機能の乱れの問題を解決してくれるといえそうです．そこで，**図4-2**の結果に，もう一度注目してみたいと思います．今度は，ひとりひとりの推移を一本ずつ描いた**(b)**をご覧ください．

　この図をよくよくみると，比較的リズムを整えやすい平日であっても3回の測定の中では朝に最高値を示している子ども（朝ピーク群）もそれな

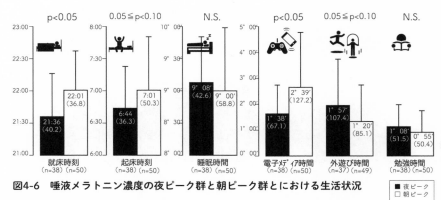

図4-6　唾液メラトニン濃度の夜ピーク群と朝ピーク群とにおける生活状況

出典：Noi, S. and Shikano, A. (2011) Melatonin metabolism and living conditions among children on weekdays and holidays, and living factors related to melatonin metabolism. School Health, 7, 25-34.

りにいますし，リズムが乱れがちな休日明けであってもちゃんと夜に最高値を示している子ども（夜ピーク群）もそれなりにいることがわかります．そのため，朝ピーク群と夜ピーク群のその日の生活状況も比較してみることにしました．結果は，**図4-6**の通りです．ご覧のように，メラトニン・リズムとしては好ましいと考えられる夜ピーク群の子どもたちは，電子メディア時間が短く，外遊び時間が長い様子がうかがえるのです．

このような事実は，現代社会とは切っても切れないスクリーンタイムをできる限り短くして，子どもたちをいかに屋外に誘い，外での活動を保障するかが課題であることを教えてくれているように思うのです．

「光・暗やみ・外遊び」のススメ

このようなことから，全国各地では「早寝・早起き・朝ごはん」が声高に叫ばれています．ただ，このようなスローガンを聞くたびに，「きっとできていないだろうな」，「難しいだろうな」と思ってしまいます．なぜならば，わかってはいるけれどできないのが「早寝」だし，「早起き」だし，「朝ごはん」だからです．

もちろん，「早寝」も，「早起き」も，「朝ごはん」も，健康生活のバロメータであることは間違いありません．私たちおとなは，子どもたちが何時に寝ているのか，何時に起きているのか，朝ごはんは何をどれくらい食べているのかといったことを気にかけてあげる必要があるでしょう．

でも，現状はどうでしょうか．これらが取り組みのスローガンになってしまっているように思うのです．スローガンとしてはいかがなものか，と思います．なぜならば，おとなだって眠れない夜はあります．起きられない朝もあります．思うように朝ごはんを食べられない日もあります．これでは，何度いってもいうことを聞かないわが子を目の前にして，お

母さんもお父さんもイライラしてしまいます．そればかりか，わかっているのにガミガミいわれれば子どもだってイライラしてしまいます．

対して，外遊びをすれば，光を浴びてしまうことになります．その上で，夜は部屋の灯りを少し落としてみてはいかがでしょうか．日中の受光と身体活動，さらには夜の暗環境が整えば，おのずとメラトニンが分泌されてくるはずです．メラトニンが分泌されれば，体温が下がって活動水準が低下します．活動水準が低下すれば，「早寝」が実現します．早寝になれば，「早起き」になります．早起きになれば，お腹も空いて「朝ごはん」も食べられるようになるというわけです．

このように考えてくると，取り組みで意識すべきスローガンは「早寝・早起き・朝ごはん」ではなく，「光・暗やみ・外遊び」に"軍配あり"といえないでしょうか．

Column 5
トーマス・エジソンと「電気」，「太陽」との付き合い

いうまでもなく，ヒトは「動物」です．動物は，"動く物"と書くように，元来，動かなければヒトにも人間にもなれません．ヒトは，それを昼に決めて進化してきました．ただ，動いたら今度は休息が必要です．ヒトは，それを夜に決めて進化してきました．でも当時は，時計などありませんでした．そのため，ヒトはその昼と夜を「光」と「闇」で判断してきました．

このように考えると，ヒトは光を感じて動き，闇を感じて休む生き物であることがわかります．以来，700万年．ヒトは，昼行性の動物としてこの地

球上で進化してきました.

　かたや, トーマス・エジソンさんが白熱電球の実用化に成功したのは1879年のことでした. わずか, 140年くらい前のことです. それ以前は, いまあなたが手にしてくれているこの本のページを照らしてくれていたのは「電気」ではなく, 太陽の光だったというわけです. そうでなかったとしても, いいところ, ロウソクやランプだったということでしょう. そう考えると, エジソンさんには感謝をしてもしきれませんし, 本当に大発明です.

　ただ仮に, 人類が進化してきたこの700万年を24時間に例えると, エジソンさんのこの発明は23時59分58秒に生まれたことになります. そして, この世界的発明からわずか2秒しか経過していないのが現代なのです.

　確かに, この発明により, 私たちの生活は便利で快適なものになりました. でも一方で, 私たちのからだは困惑することにもなってしまいました. なぜならば, 700万年前から受け継いできたこのからだは, 一貫して昼行性の動物であるからです. そのため, 昼（光）と夜（闇）の判断ということでは, それを困難にしました.

　加えて, 1970年代には各家庭にテレビが, 1980年代には子どもの生活にテレビゲームが, 2000年代に入ってからはケータイ・スマホがそれぞれ侵入してきました. このように私たち現代人の生活は, わずか2秒の間に劇的に変化しました.

　ただ, そうなるともう限界です. からだが適応できないのも当然です. このようにして, 「睡眠が困難な現代社会」ができあがったというわけです.

　わが家のリビングは, 6個の電球のうち常時3個が間引かれています. また, 寝室の遮光カーテンは厳禁です. なぜならば, ヒトが昼行性の動物だからです.

　みなさんも, こんなふうに「電気」や「太陽」との付き合い方を再考してみてはいかがでしょうか.

Column 6
席替えの科学:
居眠りをする子の特別席は「窓側」

「昼間の子どもたちが長い時間を過ごしている場所は?」と問われて, 思い浮かぶ場所はどこでしょうか. 小学生以降の子どもたちを思い浮かべた場合, きっと, 「学校」を思い浮かべる方が多いのではないでしょうか. なかでも, 「教室の自席」は比較的長い時間を過ごしている場所といえるでしょう.

先にもお話ししたように, 昼間の受光は, 眠りのホルモンであるメラトニンのリズムを前進させます. だとすると, 教室座席が陽当たりのいい窓側か, それとも, 廊下側かでは, メラトニンの分泌パタンが異なるかもしれない, との仮説が成立します.

このような仮説に基づいて, ある小学校で教室座席と子どもの睡眠状況との関連を検討してみました. すると, 教室座席の窓側群では, 対照群(廊下側)に比べて, 朝型のメラトニン・リズム(夜>朝)になるオッズ比が有意に高値を示したのです. 要は, 夜は眠りやすく, 朝は起きやすいからだになっていたというわけです.

このことは, 窓側にいた方が廊下側にいるよりも, 好ましいメラトニン・リズムになりやすいことを教えてくれています.

ただ, たまたまこの調査のときに朝型の子どもたちが窓側にいた可能性は否定できません. そこで今度は, ある中学校で席替えも考慮して, 同様の検討してみました. すると, やっぱり窓側群の子どもたちが朝型のメラトニン・リズムを示す可能性が示されたのです.

これまでの席替えといえば, 出席番号順で決められていたり, ジャンケ

ンやくじ引き，あみだくじ等で決めたりといったことが多かったように思います．あるいは，いいところ，目の悪い子や落ち着かない子は前の方の席，少し体格がいい子は後ろや端の席といった具合でしょうか．

　ただ，上記の研究結果は，教室であくびや居眠りをしてしまう子の特別席が窓側であることを教えてくれています．と同時に，どうしても外に出られない日は，陽当たりのいい窓側で過ごすだけでも，子どもたちの睡眠事情の改善に貢献できるともいえそうなのです．

Chapter 5

スクリーン漬けの生活と
「からだのおかしさ」

スクリーン文化の到来

　ここまでご覧いただいたように，日ごろ私たちは，保育・教育現場の先生方や子育て中のお母さん，お父さん，さらには，子どもに関わるあらゆる立場の方々の実感にこだわって，それに導かれるように，子どもの"からだと心"に関する事実調査に努めてきました．そしてその結果は，日本の子どもたちの前頭葉機能，自律神経機能，体温調節機能，睡眠・覚醒機能の問題を教えてくれるものでした．また，本書では紹介しきれませんが，姿勢不良や体幹筋力，貧血傾向等々といった問題も確認されています．

　一方，前述のように，WHOは約30年ぶりに国際疾病分類（ICD-11）を改訂しました．そしてそこでは，"Gaming disorder（ゲーム障害）"が正式な病気と認定されました．当然，テレビゲームやスマホといったスクリーン文化の登場も，身体諸機能の問題との関係が心配されています．実際，前述の「実感調査2020」でも，「最近増えている」という"からだのおかしさ"の実感・ワースト10に新設項目として加えた「ネット・ゲーム依存傾向」が，幼稚園で6位（57.3％），小学校，中学校，高等学校で1位（それぞれ78.4％，78.5％，77.1％）にランクされています **(表0-1)**.

　繰り返しになりますが，日本の各家庭にテレビがおおむね行き渡った

のは1970年代中頃，子どもの生活にテレビゲームが侵入しはじめたのは1980年代後半のことでした．また，1990年代に登場して，最初はビジネスマンが持ち歩くようになったケータイも，2010年前後にスマホが販売されてからは子どもたちにとっても必需品となっています．

さらに，「Society 5.0」や「GIGAスクール構想」といった旗印のもとに推し進められているスクリーンに向かう生活は，昨今のコロナ禍で一層その進展のスピードを速めています．ときは，デジタル化一辺倒といった感じです．

そこでここでは，子どもの"生活"に関する事実調査の中から，スクリーンタイムやネット依存傾向に関する調査結果を紹介したいと思います．

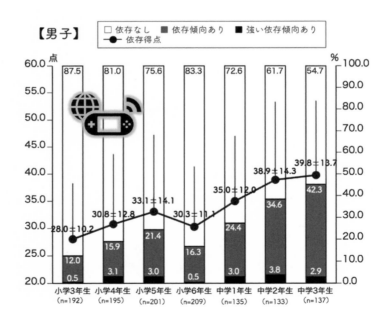

図5-1　インターネット依存度テスト（IAT）の依存得点と判定結果の加齢的推移

スクリーン漬けの生活

　『平成30年度〜令和元年度調査児童生徒の健康状態サーベイランス事業報告書』によると，ゲーム時間，インターネット時間，テレビ時間を合計したスクリーンタイムの平均値は，小学1・2年生ですでに男子3時間50分，女子3時間25分です．そしてその後は，小学3・4年生で男子4時間07分，女子3時間44分，小学5・6年生で男子4時間31分，女子4時間13分と学年が上がるにつれて長くなっていき，中学生では男子7時間07分，女子6時間30分，高校生では男子6時間49分，女子6時間

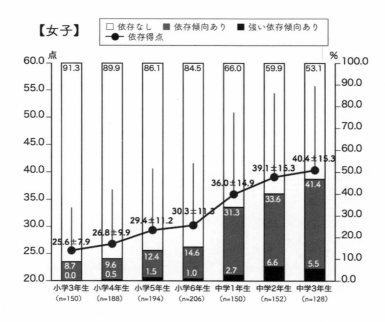

出典:鹿野晶子, 野井真吾(2018)子どものからだと心のSOSを示す連絡会議の証拠―前頭葉機能とインターネット依存傾向に関する「全国的共同調査」の結果を基に. 子どものからだと心白書 2018. 子どものからだと心・連絡会議編, ブックハウス・エイチディ, 東京, pp8-10.

22分に至ってしまいます.

　例えば，塾や習いごと，部活動等といった放課後の予定が何もない日でも，自宅に帰ってくるのは早くて夕方の3時や4時でしょう．その後すぐにスマホやタブレットを手にして，夕飯もとらず，宿題もやらずにスクリーンに向かい続けたとしても，中学生，高校生では9時半〜10時くらいになってしまう計算になります.

　もちろん，テレビをみながら，食事をしながらスマホを使い続けるような生活も予想できます．ただ，それにしても1日の大半をスクリーンタイムに費やしていることになります．スクリーン漬けの生活といっても過言ではないでしょう.

拡がる！子どものネット依存傾向

　このような事実は，最近話題の「ネット依存」や「ネット中毒」といった問題がおとなだけのものではなく，子どもにも拡がっていることを心配させます.

　そもそも，日本において「ネット中毒の中高生，国内に51万人」（日本経済新聞）ということが最初に報道されたのは2013年8月1日のことでした．それによると，「ネット依存の疑いが強い」子どもは，中学生6.0%，高校生9.4%でした．ただ，その5年後に行われた同調査では，その割合が中学生12.4%，高校生16.0%と倍増し，これに「ネット使用に問題がないとはいえない」子どもも加えると，中学生34.6%，高校生43.6%に達するのです.

　このようなことから，「子どものからだと心・連絡会議」では，2017年度から2018年度にかけて全国の会員さんとともに前頭葉機能と生活状況・ネット依存傾向に関する緊急調査を実施することにしました.

図5-1は，ネット依存得点とネット依存判定結果の加齢的推移を示したものです．この図が示すように，ネット依存傾向の子どもは加齢とともに増加し，中学3年生では「強い依存傾向あり」が男子2.9%，女子5.5%，これに「依存傾向あり」（男子42.3%，女子41.4%）も加えると，半数近くの子どもたちがネット依存傾向者に判定されてしまったのです．

ネット中毒 ≒ 薬物中毒

　このような問題が子どもたちの視機能，自律神経機能，睡眠・覚醒機能等の問題を惹起することは容易に想像できます．ただ，問題はそれだけに止まりません．

　最近では，ネット中毒者の脳の様子を報告する研究も見受けられるようになってきました．それによると，ネット中毒者は他人の感情の理解や社会性を司る眼窩前頭野，ならびに，意欲，計画的な思考を司る前帯状回の白質に異常を来すといいます．これら眼窩前頭野や前帯状回といった脳領域は，いずれも前頭葉に位置しています．また，これらの白質異常は，アルコールやコカイン，マリファナといった薬物中毒者でも確認されている所見でもあります．つまり，「ゲーム障害」や「ネット依存」といった問題は，薬物依存と同じともいえるのです．

　そもそも，前頭葉がいわゆる「心」の働きを司ってくれているということは，Chapter1で紹介した通りです．つまり，ゲームやネットは"心"へのダメージを引き起こすことになります．

　なかでも，眼窩前頭野は他人の心（感情）の理解，社会性，モラル等に深く関係する脳領域ですから，ネット中毒者とは会話が成立しなかったり，会話をしていても目が合わなかったりということがあっても不思議ではないのかもしれません．また，前帯状回は学習の初期や問題解決

のような実行に特別な努力を必要とする課題，あるいは，計画を立てたり，対立する事柄に対処したりといったことに関係する脳領域です．ですから，面倒くさがって何もしたがらないことがあっても，忘れ物や遅刻が多くなっても不思議ではありません．また，「そんなことばかりやっていると，ろくなおとなになれないよ」といって叱責したところで，何の効き目もありません．なぜならば，将来を見通すような脳が十分に機能していないわけですから．

　子どものからだと心・連絡会議が主催して2016年に開催した「第38回子どものからだと心・全国研究会議」では，「子どものからだのおかしさの1つとして，これまで『すぐ"疲れた"という』事象を心配してきたけれど，『疲れた』，『だるい』くらいならまだましな感じがします．最近は，『面倒くさい』といって何もしたがらない子どもの方が気になります」という中学校に勤務する養護教諭の先生の発言がありました．即座に，「そ

		β	OR	95% CI
性	男子	—	—	—
	女子	-0.053	0.948	0.781-1.152
学年		-0.068*	0.934	0.879-0.992
平日の就床時刻	早い群	—	—	—
	中間群	-0.144	0.866	0.680-1.103
	遅い群	0.354*	1.425	1.092-1.860
スクリーンタイム	短い群	—	—	—
	中間群	0.131	1.141	0.906-1.435
	長い群	0.300*	1.350	1.039-1.754
身体活動（回/週）	なし群	—	—	—
	少ない群	-0.265*	0.767	0.590-0.997
	多い群	-0.233	0.792	0.609-1.030

図5-2　go/no-go課題におけるgo errorsと生活状況との関連

出典：Shikano, A., Noi, S., Tanaka, R., Tanabe, K., Itaya, A. and Hara, H. (2020) Living factors on go/no-go task performance in Japanese schoolchildren. The 2020 Yokohama Sport Conference, M08-P0471.

のような子どもたちの生活背景をもう少し教えてください．例えば，スマホやゲームはどうですか」と尋ねてみました．返ってきた答えは，「そういった生活が気になる子どもたちでもあると思います」というものでした．

　もちろん，ゲームやスマホに夢中になっている子どものすべてがネット中毒になるわけではありません．でも，仮に眼窩前頭野や前帯状回がダメージを受けていたとしたら，授業や部活だけでなく，給食を食べるのも，トイレに行くのも面倒くさがる子どもがいても不思議ではないわけです．

ネット依存傾向と「抑制型」

　このようなことから，子どものからだと心・連絡会議が行った上記の調査では，Chapter1で紹介したgo/no-go課題のデータを基に，生活状

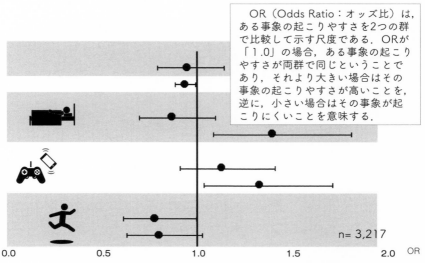

OR（Odds Ratio：オッズ比）は，ある事象の起こりやすさを2つの群で比較して示す尺度である．ORが「1.0」の場合，ある事象の起こりやすさが両群で同じということであり，それより大きい場合はその事象の起こりやすさが高いことを，逆に，小さい場合はその事象が起こりにくいことを意味する．

n= 3,217

0.0　　　0.5　　　1.0　　　1.5　　　2.0　　OR

注：目的変数には，go errorsの回数を基に，0回=0，1回以上=1を投入した．説明変数の「平日の就床時刻」と「スクリーンタイム」の早い群・短い群は平均値−0.5SD未満，中間群は平均値−0.5SD以上平均値+0.5SD未満，遅い群・長い群は平均値+0.5SDとした．「身体活動」のなし群は0回/週，少ない群は中央値以下，多い群は中央値超とした．

況とgo errors（握らなければならないのに握らない間違い）との関連についても検討しました．すると，スクリーンタイムが長い者ではgo errorsが多くなりやすい様子が確認されたのです（**図5-2**）．

　繰り返しになりますが，go errorsに特徴づけられる「抑制型」の子どもたちは，いわゆる"よい子"とみられがちな一方で，自分の気持ちを上手に表現できないという特徴を有しています．実際，同調査が示す別の結果では，「心配事や困り事があるとき，家族や友だちに相談することができない」，「何かをするときに，周りの人がどう思うか気になることがある」と回答する者が抑制型で多い様子も確認されています．

　そのため，ネット依存傾向者のgo errorsが多いという結果の背景には，匿名で自分を表現できるネット世界の特徴が存在しているのではないかと議論されています．すなわち，そのような世界では，失敗を恐れずに自己を表現することができ，時間的にも精神的にも依存の度合いを高めていくのではないかという予想です．

　無論，このような結果の解釈には，今後も慎重な議論が必要でしょう．ただ，かつてはなかったスクリーン漬けの生活が子どもの「からだのおかしさ」を惹起している可能性を示す結果であることは間違いない，といえそうなのです．

「ノーメディア」に挑戦することの意味

　このようなことから，全国各地の学校現場では「ノーメディア」や「ノーテレビ」，「ノーゲーム」と称される取り組みが展開されています．そして，この点についても，あるとき，中学校からの依頼を受けてその効果検証に取り組んだことがありました．

　この学校の取り組みは，4つの挑戦項目（①学校から帰宅後，ノーメディ

アで過ごす，②学校から帰宅後，電子メディア利用を30分以内とする，③学校から帰宅後，電子メディア利用を1時間以内とする，④午後9時からノーメディアで過ごす）を提示した上で，子ども自身が1つを選択，それに挑戦してみるというものでした．検証では，普段の日である前週の金曜日とノーメディア期間（火曜日〜金曜日）の就床時刻と起床時刻，さらには，それらから算出した睡眠時間を比較しました．また，対照日の金曜日とノーメディア期間の金曜日の朝のホームルームには，疲労自覚症状と覚醒水準に関するデータも収集して，それらも比較しました．

結果は，**図5-3〜5-5**に示した通りです．これらの図が示すように，ノーメディア期間は就床時刻が早くなり**（図5-3）**，その分，睡眠時間が長く

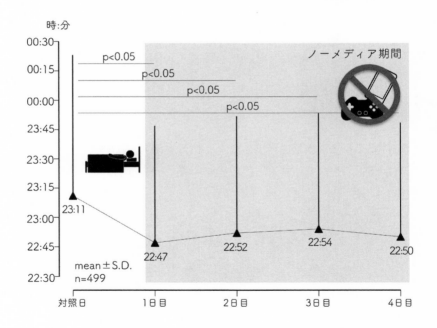

図5-3 対照日とノーメディア期間とにおける就床時刻

出典：田中綾帆，野井真吾（2016）「ノーメディア」の取り組みが中学生の睡眠状況・疲労自覚症状におよぼす効果検証．発育発達研究，73，1-12．

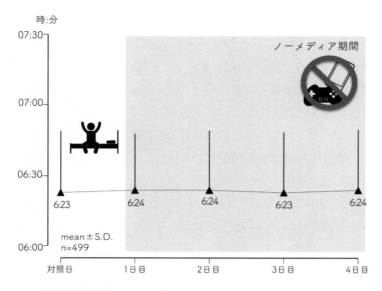

図5-4　対照日とノーメディア期間とにおける起床時刻

出典：田中綾帆，野井真吾（2016）「ノーメディア」の取り組みが中学生の睡眠状
況・疲労自覚症状におよぼす効果検証. 発育発達研究，73，1-12.

なる**（図5-5）**様子が示されました．また，疲労得点，中でも，「ねむけ感」，
「不安定感」が軽減する様子，朝の覚醒水準，記憶力が向上する様子も確
認されました．

　そうはいっても，4つの挑戦項目には，①のように学校から帰宅後に，
テレビのスイッチをONにすることが習慣になってしまっている現代では
かなり厳しいといえるような挑戦項目も，④のように普段から9時前に
就床している子には何の挑戦にもならない項目もあります．つまり，そ
れぞれの挑戦項目にはかなりの温度差があります．

　そのため，挑戦項目の違いによる睡眠状況，疲労自覚症状も比較して
みました．すると，ノーメディア期間の4日間とも挑戦項目①を選択した
グループ（完全ノーメディア群）と，まちまちではあるものの，毎日何ら

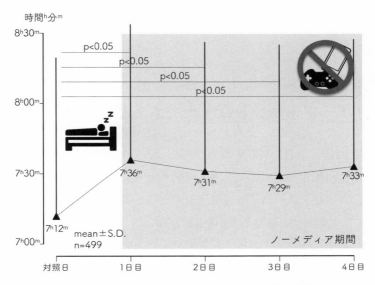

図5-5　対照日とノーメディア期間とにおける睡眠時間

出典：田中綾帆，野井真吾（2016）「ノーメディア」の取り組みが中学生の睡眠状況・疲労自覚症状におよぼす効果検証. 発育発達研究, 73 , 1-12.

　かの挑戦項目を選択したグループ（ノーメディア群）の結果には違いがなかった一方で，4日間とも，どの挑戦項目にも挑戦しなかった／できなかったグループ（非挑戦群）は生活や体調に変化がなかった様子も確認されたのです．このような結果は，非挑戦群に対する別のアプローチの必要性を示唆しています．今後の課題といえるでしょう．

　ただ一方で，完全ノーメディア群でなくても変化がみられたわけですから，それほど頑張り過ぎずとも，睡眠状況やねむけ感，不安定感，覚醒水準の改善といった点では，ある程度の効果が期待できることも教えてくれています．

　つまり，生活からすべてのスクリーンを排除せずとも，スクリーンをコントロールできる能力を身につけることが必要であることを物語って

くれていると思うのです.

現実を知って,
スクリーンをコントロールできる生活を!

　ときは,固定電話やPCを探さずとも,いつでもどこでも通話やメールができる時代です.机の上に多くの資料を拡げずとも,1台のスマホで多くの情報を検索することができるようにもなりました.そのような生活は,おとなだけでなく子どもも同じです.

　便利で快適すぎるこのような生活は,好きなことややりたいことに没頭できる環境を整えてくれたといえるでしょう.でも,結果として,身体活動の少ない生活をつくり出すことにもなってしまいました.そればかりか,スクリーンに向かう昼夜を問わない生活で身体的,精神的な束縛を生み出すことにもなってしまい,寛容を排除してしまうことにもなってしまいました.

　だとすれば,まずは,私たちおとなや社会,さらには子ども自身がその危険性についてもっともっと知っておくことが必要でしょう.そして,スクリーンにコントロールされる生活でなく,スクリーンをコントロールできる生活を心がける等,事実を知って,正しく恐れることが大切であるように思うのです.

Column 7
元気の"前借り"「エナジードリンク」の恐怖

　"依存"や"中毒"ということでは,最近,よく目にする「エナジードリンク」も心配です.

　ジャーナリストの秋山千佳氏から,「保健室の取材を続けていると,エナジードリンクにはまっている子どもが気になるのですが,この点についての取材をお願いしたい」との依頼が届いたのは2016年のことでした.確かに,米国で起きたエナジードリンク摂取による子どもの死亡事故の報道は気になっていました.また,養護教諭の先生方等からも子どものエナジードリンク摂取の様子を耳にする機会が多くなってきていました.

　そのような折の依頼ということもあって,エナジードリンクに対する心配が一気に膨らみはじめました.ところが,エナジードリンクに関する先行研究は極めて限られていましたし,ましてや国内の報告は見当たりませんでした.

　そのため私たちは,小学5年生～高校3年生を対象に,2018年5～7月,「生活状況・身体症状・エナジードリンク使用等に関する調査」を実施してみることにしました.

　その結果,エナジードリンクを飲んだことがある者は小学生で男子45.5%,女子27.9%,中学生で男子58.0%,女子32.8%,高校生で男子67.6%,女子45.4%でした.つまり,少なくない子どもたちがエナジードリンクの飲料経験を有していたのです.

　また,最初に飲もうと思ったきっかけは「おいしそうだから」,「眠かったから」,「友だちが飲んでいたから」が上位3位を占め,摂取のタイミング

は「試験等のために勉強するとき」,「疲れたとき」,「眠くなったとき」,購入場所は「コンビニエンスストア」,「自動販売機」がそれぞれ高い回答率を示しました.つまり,気軽に口にしているとともに,身近なところで手に入れているわけです.

さらに,このような実態を踏まえて,エナジードリンクの摂取頻度と身体症状,生活状況との関連も検討してみました.結果は,習慣摂取者ほど「頭痛」,「胃痛」,「お腹が減らない」,「疲労感」,「立ちくらみやめまい」,「心臓痛」,「倦怠感」といった身体症状の訴えが高い様子,「就床時刻」,「寝つきが悪い」,「夜中に目が覚めやすい」,「朝食摂取状況」といった生活状況が悪い様子を示すものでした.これらは,カフェインによる影響が強く疑われる症状といえます.と同時に,エナジードリンクが"元気の前借り"といわれる所以ともいえるでしょう.

さらにこの調査では,エナジードリンクのイメージについても検討してみました.すると,「苦い」,「まずい」,「危険」,「怖い」といった印象は未摂取群で,「クール」,「おしゃれ」,「スッキリ」,「さわやか」といった印象は習慣摂取群で多く抱かれている様子も示されたのです.CMだけに止まらず,街頭やスポーツイベント等で企業によって繰り広げられている宣伝活動が,子どもの心をつかむのに小さくない影響を及ぼしている可能性も心配させます.

そもそも,エナジードリンクは,成分の違いから「医薬部外品」に分類される栄養ドリンクと異なり,「清涼飲料水」に分類されます.瓶には抵抗があるものの,缶になるとその抵抗が薄まってしまうのかもしれません.ただ,カフェイン含有量ということでは,栄養ドリンクやコーヒーと大差がありません.むしろ,より多くのカフェインを含んでいるエナジードリンクもあります.加えて,子どもにとっては,コーヒーの苦みがハードルになるこ

ともあります．でも，エナジードリンクにそのようなハードルは存在しません．ここに，コーヒーにはハマらないものの，エナジードリンクにはハマってしまう落とし穴があるように思うのです．

　いずれにしても，エナジードリンクはものすごい勢いで，しかも巧みに，子どもの身近に迫っています．エナジードリンクにより得られる一時的な"元気"は，原因になっている疲労を取り除かない限り真の"元気"とはいえません．"元気の前借り"に過ぎないことを考えても，緊急な対策が必要といえないでしょうか．

Chapter 6

子どもの元気を育むための
仮説的提案
：元気のためのオススメ生活

子どもの「からだ研究」の到達点

　以上，第1部では，子どもの「からだのおかしさ」の現実を紹介しました．
再度，それらの内容を整理してみると以下のようになります．

　日本では，長年に亘って子どもの "からだと心" が心配され続けてき
ました．ところが，学校健康診断の結果をみても，スポーツテストの結
果をみても，この種の問題の所在を発見することはできませんでした．
では，私たちは，この点に関して，「嬉しい誤解をしてきたのか」といわ
れると，どうもそれも納得できません．そのため，保育・教育現場の先
生方や子育て中のお母さん，お父さんが心配している "実感" に執拗に
こだわってきました．その結果，みえてきたことは，それらの心配が "病
気（disease）" や "障がい（disability）"，あるいは "症候群（syndrome）"
とはいえないものの，そうかといって健康ともいえない問題に依拠して
いるということでした．そしてそれらは，単に "正常（order）" ではな
いということから，「おかしさ（disorder）」としか表現できないような
問題でもあることもわかってきました．

だとすると，世間に拡がる子どもの"からだと心"に関する根強い心配を払拭して，子どもたちが「元気になった」，「健康になった」，「体力が向上した」と実感できるようになるためには，「からだのおかしさ」を解決することが必要ということになります.

一方で，あらゆる問題を解決するための「はじめの一歩」は，その問題の所在を明らかにすることにあります．そのためまずは，この「からだのおかしさ」の問題の実像を把握しなければなりません.

このような中で，必然的に行われてきたのが子どもの"からだと心"に関する種々の事実調査というわけです．そしてその結果は，日本の子どもたちの前頭葉機能，自律神経機能，体温調節機能，睡眠・覚醒機能の「おかしさ」を明らかにしてくれることになりました．また，スクリーン漬けの生活がそのような危機（クライシス）に追い打ちをかけていることも教えてくれました．さらに，それらの「おかしさ」を解決するためのヒントも提供してくれることにもなりました.

以上が,第1部のまとめです．また,日本における子どもの「からだ研究」の現在地であり，到達点ということになります.

日本の子どもたちは，頑張っていないのか？

このようなことから，「もっと頑張れ！」とお尻を叩かれ続けているのが日本の子どもたちの現状といえます．でも，子どもたちはそんなに頑張っていないのでしょうか.

周知の通り，「学力低下」ということも，長年に亘って心配され続けています．その所以になっているのが,OECDが実施するPISA（Programme for International Assessment）と呼ばれる学習到達度調査の結果です．この調査は，各国の15歳（日本では高校1年生）を対象に3年おきに実施

されていますが，直近2018年調査の結果によると，日本の子どもたちは，読解力こそ15位ですが，数学的リテラシーは6位，科学的リテラシーは5位を記録しています．確かに，2000年調査では，読解力8位，数学的リテラシー1位，科学的リテラシー2位を記録していましたから，心配になるのもわからなくはありません．

　ただ，この間，多くの国や地域が新たに加わり，この調査の参加国・地域は79ヵ国・地域にまで膨れ上がりました．そしてその分，順位が下がりました．この事実だけを考えても，「低下」という表現は適当ではないように思うのです．また，2018年調査においても，79ヵ国中15位，6位，5位ですから，まだまだ上位ともいえるのではないでしょうか．

　また，「体力低下」も同じように，心配され続けてきました．ただ，これについては，Prologueでご覧いただいた通りです．子どもの体力が低下していることを示す証拠はどこにもありませんでした．

　にもかかわらず，「学力低下」や「体力低下」が叫ばれ，Chapter 4で指摘した「世界で最も寝ていないのが日本の子どもたち」という状況をつくりあげてしまったというわけです．つまり，睡眠さえ犠牲にして頑張っているのが，日本の子どもたちといえるのではないでしょうか．

　そうなんです．日本の子どもたちは，かなり頑張っているといえるのです．これ以上，何を頑張れというのでしょうか．これでは，終わりがなく，あまりにも果てしない「頑張り」を強要されることに嫌気がさして，ゲームやSNSに没頭してしまうのもうなずけます．エナジードリンクに手を伸ばしてしまうのもうなずけます．

子どもは「社会を映す鏡」です！

　ただ，事態はそれだけに止まりません．

エナジードリンクを片手に頑張った結果，なんとか就職までこぎ着けます．でも，そこでも「企業戦士」と称されて，やはり頑張ることを強いられることになります．そして，やはり「世界で最も寝ていないのが日本のおとなたち」がつくりあげられていくというわけです．これでは，SUSHI（寿司），TEMPURA（天ぷら）だけでなく，KAROSHI（過労死），ZANGYO（残業）が，すべて日本語で通じる世界ができあがる現状もうなずけます．

一方で，カナダ・バンクーバーに位置する13校17学級の小学4年生から中学1年生の子どもたちとその担任教師を対象に，教室でのストレス感染を検討したオーベルさんたちの研究は，とても大切なことを教えてくれています．この研究では，子どもたちのコルチゾルと担任教師の燃え尽き度のレベルを測定し，両者の関係を検討しています．その結果，担任教師の燃え尽き度レベルが高いほど，子どもたちの朝のコルチゾルレベルも上昇する様子が示されたのです．

そもそも，コルチゾルはストレスマーカーの一種ですから，周りのおとなたちが疲れていれば，子どもたちも疲れてしまうこと，周りのおとなたちの眉間にしわが寄っていれば，子どもたちの眉間にもしわが寄ってしまうことを教えてくれているというわけです．当然といえば，当然です．

おとなと子どもにみられるこのような関係は，「自殺」のデータからも読み取れます．わが国における自殺者数は，確かに，一時期の3万人超から2万人前後にまで減少してきました．ただ，先進国の中では，まだまだ極めて高い自殺率をたたき出し続けているといえます．

また，この「自殺」の問題もおとなに限ったことではありません．国連・子どもの権利委員会が日本の子どもたちの「自殺」を懸念し，その是正を最初に勧告したのは，1998年のことでした．以来，一貫して同様の懸念と勧告が示され続けているのが日本の状況です．にもかかわらず，子どもに限っては，この間もその数が上昇し続けています．

『令和元年（2019年）人口動態統計』によると，子どもの自殺数は10〜14歳で90人，15〜19歳で563人に上ります．当たり前ですが，日本も1年は365日しかありません．この本を読んでくださっている今日も，日本のどこかで1.8人の子どもたちが自分で自分のいのちを絶っている計算になります．昨日も1.8人，一昨日も1.8人，明日も，明後日も1.8人，毎日，コンスタントに1.8人ずつです．

　私自身，このようなデータを目にするたびに，ずっと「おかしい」と思い続けてきました．でも，子どものデータばかりを追い続けてきたから気づかなかったのです．あるとき，おとなの自殺率のデータを目にして思ったことは，「おかしい」のは，子どもたちだけではなかったということ，私たちおとなも同じだったということです．

　そればかりか，いじめ，暴力，不登校等といった問題も，子どもの社会に限った話でありません．おとなの社会にだって，いじめはあります．ハラスメントもあります．引きこもりだって，戦争だってあります．

　これらの事実からつくづく思います．正に，「子どもは社会を映す鏡」なのです．

「よい加減」のススメ

　仕事柄，講演会等にお招きいただくことがあります．そのような機会にお話しさせていただく内容は，おおむねこの第1部のような内容です．そして，講演の最後には，「子どもの元気を育む仮説的提案」ということで，決まってChapter1で紹介した「ワクワク・ドキドキ」のススメ，Chapter4で紹介した「光・暗やみ・外遊び」のススメを提案させていただきます．

　ただ，子どもの元気を育むためのオススメ生活ということでは，もう

1つ，お話しさせていただく提案があります．それが，「よい加減」のスス
メです．

　ここまでご覧いただいたように，子どもたちは頑張っています．私た
ちおとなも頑張っています．だとすれば，子どもだけでなく，お母さん
も，お父さんも，先生方も，子どもに関わるあらゆる立場の方々も，頑
張り過ぎずにできる取り組みをみつけて，それに挑戦してみる必要があ
る，といえないでしょうか．

　一方で，あまりにも頑張らなければできない取り組みなら，やめた方
がいいと本気で思います．なぜならば，これ以上頑張って，これ以上睡
眠時間が削られてしまっては，頑張ることさえできなくなってしまうと
思うからです．自殺が増えてしまっては，本末転倒だと思うからです．
一体，何のために頑張っているのかさえわからなくなってしまうと思う
からです．いや，すでにわからなくなりかけてしまっているとも思うか
らです．

　このようなことから，「ワクワク・ドキドキ」のススメ，「光・暗やみ・
外遊び」のススメとともに，必ずもう1つ提案させていただくのが，「よ
い加減」のススメというわけです．

　まずは，子どもだけでなく，私たちおとなも楽しみ，のんびり，輝き
ながら，「よい加減」くらいを探求していくという心持ちが大切だと思う
のです．

Column 8
「ねぇねぇ・なぁ～に」のススメ

　誰もが，体力は低いより高い方がいいことを知っています．そのため，「体力が大事なことはわかるよね．じゃあ，しっかり走ろうね」ということで，それを"しつけ"として強いることもできてしまいます．

　同じことは，「早寝・早起き・朝ごはん」でもいえます．遅く寝るよりは早く寝た方がいいこと，遅く起きるよりは早く起きた方がいいこと，朝ごはんを食べないよりは食べた方がいいことは，誰もが何となく知っています．だから，「『早寝・早起き・朝ごはん』を頑張ろうね」ということになりがちです．

　ただ，"しつけ"的にそれらを強いるやり方では，どこまでいってもやらされている行動になってしまい，納得してそれらの行動を行うことにはなりません．主体的で能動的な行動にはなりません．要は，"しつけ知"ではなく，"納得知"に働きかけるような取り組みが必要ということです．ここに，私たちが「からだの学習」の必要性を主張する所以があります．

　だからといって，「難しい解剖学や生理学の勉強をしましょう」といっているわけではありません．むしろ，「ねぇねぇ」ではじまる子どもの疑問に注目してはいかがかと思うのです．

　子どもたちは，「ねぇねぇ，どうしてまゆ毛はあるの？」とか，「ねぇねぇ，どうすればもっと背が高くなるの？」とか，「ねぇねぇ，なんでおなかはすくの？」等々，私たちおとなが想像できないような疑問をたくさん抱えています．それらの疑問に「なぁ～に」と反応してあげてくだされば と思うのです．子どもの疑問は無限ですから，なかなか答えられないようなこともたくさんあります．そんなときには，一緒に調べてみてくだされば とも思うのです．

そのようなやりとり自体が「からだの学習」そのものであり、"からだ"についての興味を膨らませて、子ども自身が自らの"からだの科学者"、"からだの主人公"に育っていくことにつながるのだと思います。

　また、そのようなやりとりは、そもそも、自らの疑問からはじまっていますから、自ずと主体的で、能動的な「学び」にもなるはずです。それだけでなく、1つの疑問が解決すると、新しい疑問が次々と湧いてくることもわかっています。つまり、子どもが発する疑問は、知識を獲得したことの表れであるともいえるわけです。主体的で、能動的なそのような「学び」の末に、子どもたちが知ったことを得意げに話しはじめたら、こっちのものです。

　このように、「ねぇねぇ・なぁ〜に」のやりとりは、子どもの"しつけ知"ではなく、"納得知"にも役立つことになるというわけです。

第2部

“からだのおかしさ”
からのメッセージ

Chapter 7

コロナ禍で考える 子どもの「からだと心」

:withコロナ, postコロナ時代の 真の「育ち」と「学び」

コロナ禍 という さらなる 試練

第1部が示す ように, 日本の 子どもたちの "からだと心" が 発するSOSは, かなり深刻な様 相を呈していま す. 後述するよ うに, 国際的に

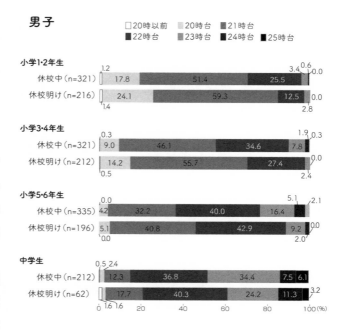

図7-1　コロナ休校中と休校明けとにおける就床時刻

みても異常です．日本の子どもたちを見舞っている試練といえるでしょう．

　ところが，この1年間は，さらなる試練が子どもたちを襲うことになりました．いうまでもなく，新型コロナウイルスの猛威がそれです．コロナ禍は，世界中の人々の生活を否応なしに一変させました．日本の子どもたちも例外ではありません．

　ご存じのように，2020年2月27日，首相の独断で全国の小学校，中学校，高等学校，特別支援学校等の臨時休校が要請されて以降，子どもたちは突然大好きな友だちや先生と会えなくなってしまいました．気持ちの整理ができないまま，新年度を迎えなければならない状況にもなってしまいました．また，登校が再開されてからも，かつてとはまったく異なる学校生活を余儀なくされています．そしてその状況は，1年が経過した2021年3月現在も同じです．正に，緊急事態です．

　このような状況が子どものからだと心に及ぼす影響が小さくないことは容易に想像できます．そのため，

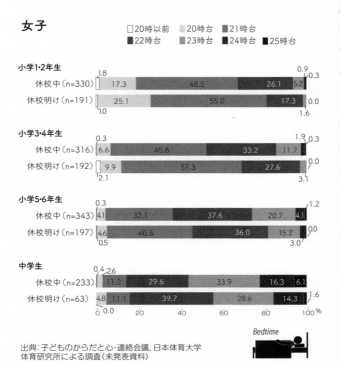

女子

□ 20時以前　　20時台　　21時台
22時台　　23時台　　24時台　　25時台

小学1・2年生
休校中（n=330）　1.8／17.3／48.5／26.1／5.2　0.9／0.3
休校明け（n=191）　1.0／25.1／55.0／17.3／0.0／1.6

小学3・4年生
休校中（n=316）　0.3／6.6／45.6／33.2／11.7　1.9／0.3
休校明け（n=192）　2.1／9.9／57.3／27.6／0.0／3.1

小学5・6年生
休校中（n=343）　0.3／4.1／32.1／37.6／20.7／4.1　1.2
休校明け（n=197）　0.5／4.6／40.6／36.0／15.2／0.0／3.0

中学生
休校中（n=233）　0.4／2.6／11.2／29.6／33.9／16.3／6.1
休校明け（n=63）　4.8／11.1／39.7／28.6／14.3／0.0／1.6

Bedtime

出典：子どものからだと心・連絡会議，日本体育大学体育研究所による調査（未発表資料）

「子どものからだと心・連絡会議」と「日本体育大学体育研究所」は，長期休校中と休校明けの2度に亘ってコロナ緊急調査を実施しました．まずは，子どもが置かれている現実を知る必要があると思ったからです．

　ここでは，その緊急調査の結果の一部もご覧いただきたいと思います．

緊急調査が教えてくれた子どもの「からだと心」

　緊急調査に際して最初に議論したことは，調査方法についてでした．休校中であることから，いつものように学校を通じて質問紙を配布，回収することができません．加えて，当初は，目に見えないウイルスへの警戒から，質問紙を介した感染への不安もありました．そのため，今回の緊急調査では，調査校からURLとQRコードを各家庭にメール等で配信した上で，調査フォームに直接アクセスして回答を寄せてもらうことにしました．

男子

凡例：□5時台以前　6時台　7時台　8時台　9時台　10時台　11時台

小学1・2年生
休校中（n=321）：4.0 / 33.3 / 39.9 / 18.4 / 3.7 / 0.6 / 0.0
休校明け（n=216）：5.6 / 63.0 / 31.0 / 0.5 / 0.0

小学3・4年生
休校中（n=321）：8.1 / 25.5 / 38.3 / 21.5 / 4.4 / 2.2 / 0.0
休校明け（n=212）：13.2 / 60.8 / 25.9 / 0.0 / 0.0 / 0.0

小学5・6年生
休校中（n=335）：4.8 / 25.1 / 35.5 / 23.6 / 6.9 / 2.4 / 1.8
休校明け（n=196）：11.2 / 55.6 / 31.6 / 1.0 / 0.0

中学生
休校中（n=212）：5.7 / 30.2 / 28.8 / 21.7 / 8.0 / 2.4 / 3.3
休校明け（n=62）：8.1 / 50.5 / 41.9 / 0.0

図7-2　コロナ休校中と休校明けとにおける起床時刻

その結果，急な呼びかけであったにもかかわらず2020年5月実施の休校中調査には，埼玉，東京，神奈川，静岡の公立小学校，中学校が31校も参加してくれ，2,423組の小中学生とその保護者の声を集めることができました．その後，およそ3ヵ月間に及んだ休校措置が解かれて，多くの地域で学校が再開されたのは5月下旬から6月上旬のことでした．分散登校や時差登校からはじまり，次第にいつもの日常を取り戻すのかと思いきや，そうともいかずに窮屈な学校生活が強いられる中，休校明け調査が行われたのは2020年6〜7月のことでした．この調査にも，1,341組の小中学生と保護者が回答してくれました．さらに，健康診断のデータ収集にも努め，その分析も進めることにしました．

　図7-1，7-2には，休校中と休校明けとにおける就床時刻と起床時刻を示しました．これらの図が示すように，対象者の就床時刻，起床時刻は，休校明けに比して休校中に遅くなっていた様子を確認することができます．加えて，**図7-3，7-4**が示すように，身体症状の訴えは休校明け

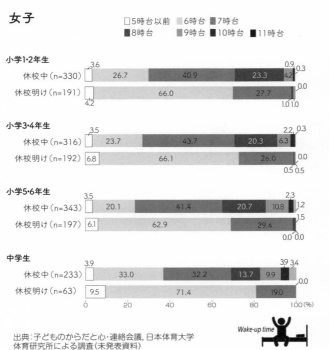

出典：子どものからだと心・連絡会議，日本体育大学
体育研究所による調査（未発表資料）

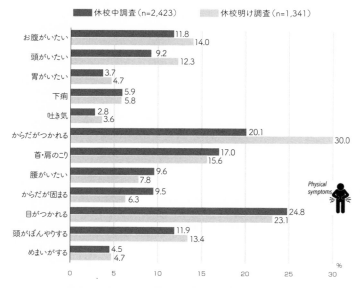

図7-3　コロナ休校中と休校明けとにおける身体症状の訴え
出典：子どものからだと心・連絡会議，日本体育大学体育研究所による調査（未発表資料）

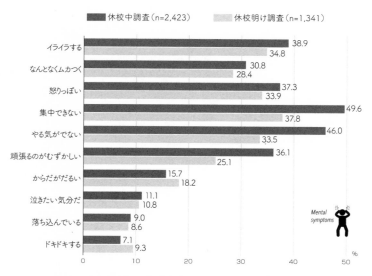

図7-4　コロナ休校中と休校明けとにおける精神症状の訴え
出典：子どものからだと心・連絡会議，日本体育大学体育研究所による調査（未発表資料）

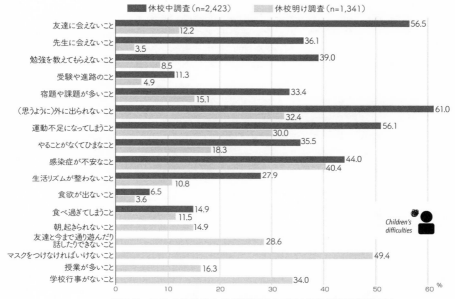

図7-5　コロナ休校中と休校明けとにおける子どもの困りごと
出典：子どものからだと心・連絡会議, 日本体育大学体育研究所による調査（未発表資料）

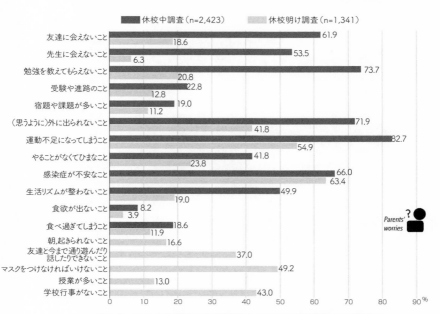

図7-6　コロナ休校中と休校明けとにおける保護者の心配ごと
出典：子どものからだと心・連絡会議, 日本体育大学体育研究所による調査（未発表資料）

に，精神症状の訴えは休校中に多い様子も確認できます．

　これらの結果は，学校再開を待ち望んでいた子どもたちの気持ちが満たされて，生活リズムも整った反面，およそ3ヵ月ぶりの学校生活にからだが適応しきれていなかった休校明けの子どもたちの様子を教えてくれているように思いました．

　また，この調査では子どもの困りごとと保護者の心配ごとについても尋ねました．結果は，**図7-5，7-6**の通りです．ご覧のように，同一項目

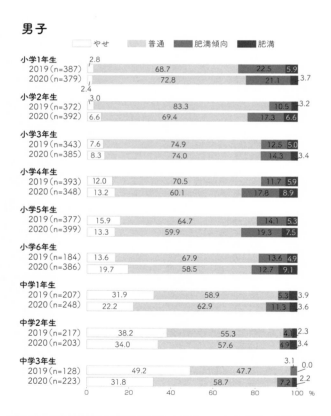

図7-7　2019年度と2020年度とにおけるローレル指数の判定結果

で比較できるすべての項目（12項目）で，休校中に比して休校明けの子どもの困りごとも，保護者の心配ごとも減少している様子が確認できます．つまり，長期休校が子どもを困らせ，保護者を心配させていたことを教えてくれています．

　ただ，休校中調査における子どもの困りごとの上位5項目は，第1位から順に「（思うように）外に出られないこと」，「友だちに会えないこと」，「運動不足になってしまうこと」，「感染症が不安なこ

女子

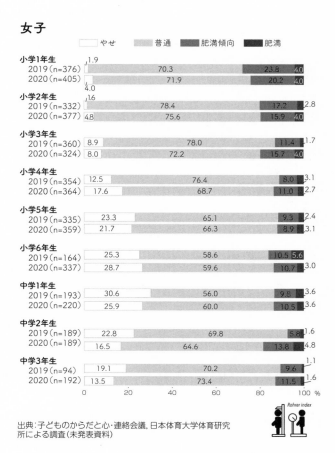

凡例：やせ　普通　肥満傾向　肥満

小学1年生
2019（n=376）　1.9　70.3　23.8　4.0
2020（n=405）　71.9　20.2　4.0
4.0

小学2年生
2019（n=332）　1.6　78.4　17.2　2.8
2020（n=377）　4.8　75.6　15.9　4.0

小学3年生
2019（n=360）　8.9　78.0　11.4　1.7
2020（n=324）　8.0　72.2　15.7　4.0

小学4年生
2019（n=354）　12.5　76.4　8.0　3.1
2020（n=364）　17.6　68.7　11.0　2.7

小学5年生
2019（n=335）　23.3　65.1　9.3　2.4
2020（n=359）　21.7　66.3　8.9　3.1

小学6年生
2019（n=164）　25.3　58.6　10.5　5.6
2020（n=337）　28.7　59.6　10.7　3.0

中学1年生
2019（n=193）　30.6　56.0　9.8　3.6
2020（n=220）　25.9　60.0　10.5　3.6

中学2年生
2019（n=189）　22.8　69.8　5.8　1.6
2020（n=189）　16.5　64.6　13.8　4.8

中学3年生
2019（n=94）　19.1　70.2　9.6　1.1
2020（n=192）　13.5　73.4　11.5　1.6

0　20　40　60　80　100 %

Rohrer index

出典：子どものからだと心・連絡会議，日本体育大学体育研究所による調査（未発表資料）

と」，「勉強を教えてもらえないこと」であったのに対して，保護者の心配ごとの上位5項目は，その第1位と第3位，第2位と第4位が入れ替わっていました．このような結果は，おとなの認識とは異なる子どもからみた学校の存在意義を教えてくれているようにも思いました．

　他方，健康診断データの分析結果もご覧いただきたいと思います．**図7-7**には，2019年度と2020年度のローレル指数の判定結果を示しました．この図が示すように，ローレル指数により「肥満傾向」または「肥

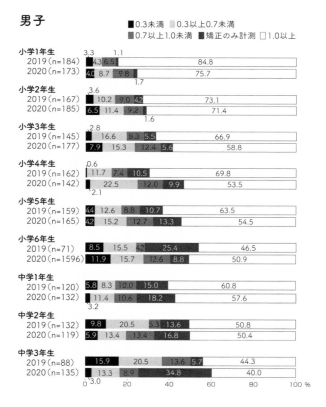

図7-8　2019年度と2020年度とにおける視力検査の判定結果

満」と判定された者が，男子は9学年中8学年で，女子は9学年中6学年で，2019年度に比して2020年度の割合が高値を示しました．また，小学生に限っては，男女とも，6学年中4学年で「やせ」と判定された者が2020年に多い様子も示されました．

さらに，視力検査の結果も心配な様相を呈しました．**図7-8**は，2019年度と2020年度の視力検査の判定結果を示したものです．ご覧のように，9学年中男子は8学年で，女子は6学年で「裸眼視力

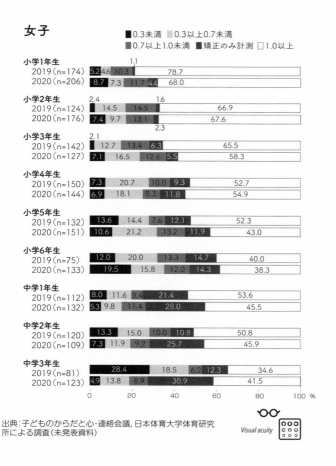

女子

凡例：■0.3未満　■0.3以上0.7未満　■0.7以上1.0未満　■矯正のみ計測　□1.0以上

小学1年生
2019（n=174）5.2 4.6 10.3 1.1 78.7
2020（n=206）8.7 7.3 11.7 4.4 68.0

小学2年生
2019（n=124）2.4 14.5 14.5 1.6 66.9
2020（n=176）7.4 9.7 13.1 67.6

小学3年生
2019（n=142）2.1 12.7 13.4 6.3 65.5
2020（n=127）7.1 16.5 12.6 5.5 2.3 58.3

小学4年生
2019（n=150）7.3 20.7 10.0 9.3 52.7
2020（n=144）6.9 18.1 8.3 11.8 54.9

小学5年生
2019（n=132）13.6 14.4 7.6 12.1 52.3
2020（n=151）10.6 21.2 13.2 11.9 43.0

小学6年生
2019（n=75）12.0 20.0 13.3 14.7 40.0
2020（n=133）19.5 15.8 12.0 14.3 38.3

中学1年生
2019（n=112）8.0 11.6 5.4 21.4 53.6
2020（n=132）5.3 9.8 11.4 28.0 45.5

中学2年生
2019（n=120）13.3 15.0 10.0 10.8 50.8
2020（n=109）7.3 11.9 9.2 25.7 45.9

中学3年生
2019（n=81）28.4 18.5 6.2 12.3 34.6
2020（n=123）4.9 13.8 8.9 30.9 41.5

出典：子どものからだと心・連絡会議，日本体育大学体育研究所による調査（未発表資料）

1.0未満」または「矯正のみ計測」の割合が増加している様子が示されたのです.

　すなわち，長期休校あるいは長期自粛生活による身体活動量の低下やスクリーンタイムの増加は，子どもの体格や視力に影響を与えていたといえそうなのです.

「密」が保障する子どもの育ち！

　以上のように，コロナ禍という未曾有の事態に子どもが大きなダメージを受けたのは確かです. ところが，学習の遅れを心配する報道があまりに多いのも気になります.

　もちろん，遅れた学習を保障することは大切です. ただ，学校再開に伴って7時間目や土曜日の授業が実施されていたり，学校行事が軒並み中止されたり，夏休みや冬休みが大幅に短縮されたり，休み時間や給食でのおしゃべりが禁止されたりといったことを耳にすると，子どもたちをさらに追い込んでしまうことになっていないかが心配になります.

　まずは，子どもたちに寄り添うことが大切なのではないでしょうか. そしてそのためには，いま話題の「少人数学級」を5年もかけずになるべく早く実現すること，小学生だけでなく中学生，高校生にも拡大すること，さらには，「養護教諭の複数配置」も視野に入れること等が，真に必要な対策といえないでしょうか. また，子どもが生活をしているのは学校だけでありません. 学童保育のスタッフや児童館の職員等の充実も必要といえるでしょう.

　もとより，2019年3月に国連子どもの権利委員会によって示された「日本政府第4・5回統合報告書に関する最終所見」では，そのパラグラフ20において「本委員会は、（中略）以下のことを要請する．（a）社会

の競争的な性格により子ども時代と発達が害されることなく，子どもがその子ども時代を享受することを確保するための措置を取ること」が勧告されているのが日本の現状です．100年に一度の緊急事態下にある現在，それほどまでに学習指導要領に固執する必要があるのか疑問に思えてきます．

　また，そもそも，子どもは群れて育つものです．このことは，コロナ禍が改めて教えてくれていると思います．換言すると，「三密（密閉，密集，密接）」が子どもを育ててきたともいえます．

　そのため，withコロナ時代の日常においては，身体的な「密」を回避しつつも，子どもたちの声に耳を傾けてそれに寄り添い精神的な「密」をどのようにつくり出していくかが当面の課題として問われています．

　もちろん，そのことは日本の子どもたちにだけいえることではありません．国連子どもの権利委員会が2020年4月8日に公表した声明には，「今回のパンデミックに関する意思決定プロセスにおいて，子どもたちの意見が聴かれ，かつ考慮される機会を提供すること．子どもたちは，現在起きていることを理解し，かつパンデミックへの対応の際に行われる決定に参加していると感じることができるべきである」ことが記されています．いまこそ，卒業式や入学式，運動会，文化祭，合唱コンクール，修学旅行，遠足等の学校行事をどうするか，休み時間や部活動のあり方をどうしたらよいか等々といったことを，子どもたちと一緒に考えてみてはどうでしょうか．

　昨今のコロナ禍で高校生の声に端を発した「9月入学」の議論でしたが，彼ら，彼女らの真の主張は決して「9月に入学したい」ということではありませんでした．「当たり前の学校生活を送りたい」，「子ども時代を送りたい」ということでした．このような主張は，国連子どもの権利委員会により示された前述の勧告とも共通しており，至極当然の立派な意見表明であったと思います．にもかかわらず，おとなたちはその主張を

制度改正の議論にすり替えてしまいました．

　加えて，このような議論のすり替えは，同「最終所見」のパラグラフ22に示された「（略）子どもの意見が適切に重視されることを確保するよう締約国に要請する．本委員会は，さらに，聞かれる権利を子どもが行使することを可能とする環境を提供すること，（略）参加を積極的に促進すること」との勧告とも逆行しており，ますます子どもたちが口を閉ざしてしまうことにならないかが心配です．

いまこそ，**educere**の実現を！

　"education" の語源はラテン語の "educere" にあるともいわれています．"educere" の「e」は外へ，「ducere」は引き出すという意味です．つまり，"education" とは，それぞれの子どもたちが持っている能力を外へ引き出すことを意味します．

　子どもたちの能力をどう引き出すかを考えれば，勉強を詰め込むことにはならないはずです．実際，通常の「教育」ができなかった休校中も，子どもたちはいろいろなことを学んでいました．

　普段はできないお菓子づくりに挑戦してみたことも，自分なりに感染症について調べてみたことも，学校がないと生活リズムが乱れてしまうことも，登下校だけでも大事なからだづくりになることに気づいたことも大事な学びです．だとすれば，子どもの声に耳を傾けてそれに寄り添い，無意識のうちに学んだことを意識化することで真の学び，真の "education" につなげる作業を丁寧に行う必要があるように思うのです．

　2016年1月22日に閣議決定された第五期科学技術基本計画では，わが国が目指すべき未来社会の姿として，狩猟社会（Society 1.0），農耕社会（Society 2.0），工業社会（Society 3.0），情報社会（Society 4.0）

に続く「超スマート社会」，いわゆる「Society 5.0」の構想が提唱され
ています．

　このような社会変革が子どもの「学び」を変化させることは想像に難
くありません．2018年6月，文科省が「学校ver.3.0」と称される新時
代の学びの方向性として，「個別最適化された学び」，「基礎的読解力，数
学的思考力などの基盤的な学力や情報活用能力の習得」，「文理分断から
の脱却」を示すに至ったのはそのためです．

　ただ，例えば，「個別最適化された学び」というと聞こえはいいかもし
れませんが，要は，目の前のPCに提示された問題を解いて，それに正解
したら次はこの問い，このように間違えたら次はこの問い，こう間違え
たらその人の次の問いはこれ，というようなものです．

　そう考えると，今回の長期休校では，「学校Ver.3.0」に向けてのパイ
ロット研究が行われていたともいえます．今後は，今回のパイロット研
究でみえてきた課題を踏まえて，一気にこの改革が加速することも予想
されます．事実，政府はSociety 5.0 時代に生きる子どもたちの未来を
見据え，1人1台の学習用端末と高速大容量通信ネットワークを一体的に
整備する「GIGAスクール」構想の実現に懸命です．

　もちろん，これからの時代にそのような改革が必要であることはある
程度理解できます．でも，子どもたち自身は，本当にそのような学びを
望んでいるのでしょうか．

　先の休校中調査にみる「学校があれば楽しく勉強できるのに，一人で
はやる気がでない」（小5男子）や「一人で勉強したら自分の意見と正解
しか分からないから，たとえ会えなくても友だちの意見を聞きたい」（小
6男子）といった自由記述欄の回答は，オフライン（対面）での学びが子
どもたちのやる気さえ喚起していたことを教えてくれています．加えて，
教室での学びが"教師−子ども"といった「縦の関係」だけではなく，
"子ども−子ども"といった「横の関係」の学び，ときには「斜めの関係」

の学びを保障してくれていたことも改めて認識させてくれます.

子どもが求める真の「育ち」と「学び」！

　翻って，ヒトは「動物」です．動物は"動く物"と書くように，元来，動かなければヒトにも人間にもなれません.

　ゴリラ研究の第一人者で，京都大学前学長の山極壽一氏は，その著書『スマホを捨てたい子どもたち』（ポプラ新書，2020年）の中で「そもそも人間の身体はまだ狩猟採集生活に適した身体のままです．女性なら一日に9キロ，男性なら15キロくらいゆっくり歩行し，繊維質のものを食べて胃腸を活性化させるようにできています．それなのに，たいした距離も歩かず，椅子に座ったまま，糖分が高い炭水化物をたくさん食べている．胃腸が働かずに内臓脂肪が溜まるのは当然です」と記しています.

　また，ヒトは人間でもあります．人間は"人の間"と書くように，一人で進化してきたわけではありません．家族や仲間とともに協力，共存しながら進化してきました.

　この点についても，山極氏は別の著書『ゴリラからの警告』（毎日新聞出版，2018年）の中で「ゴリラやチンパンジーの子どもの脳は，4歳ほどでおとなの大きさに達する．しかし，人間の子どもの脳は12～16歳まで成長を続けて，ゴリラの脳の3倍になる．（中略）おかげで，頭でっかちで手のかかる子どもをたくさん持つことになったのだ．これが，家族とコミュティーの必要になった原因である」と記しています.

　つまり，私たち人類は生きるために動き，子育てのために協力しながら進化してきたといえます．もっというと，私たち人類は「動いてヒトになり，群れて人間に進化してきた」といえるのです.

　そのことは，Society 5.0時代，GIGAスクール時代が到来しても同じ

です．むしろ，そのような社会になればなるほど，そのことを強く自覚しておく必要があるのではないでしょうか．

　このように考えると，「動くこと」，「群れること」の自粛を要請された長期休校やその後も続く窮屈な生活は，子どもに課せられている想像できないほどの試練といえます．

　と同時に，休校中調査において「（思うように）外に出られないこと」（第1位），「友だちに会えないこと」（第2位）に困っていたという子どもの声は，私たちがヒトであること，動物であること，人間であることを敏感かつ本能的に感じて，私たちに教えてくれているようにも思うのです．

　さらに，本書で紹介したように，「子どものからだと心・連絡会議」，「教育科学研究会・身体と教育部会」，「全国養護教諭サークル協議会」での議論が子どもの元気を育む取り組みとして，「じゃれつき遊び」や「ワクドキタイム」，「長期キャンプ」，「山村留学」等々の実践に辿り着いたのも必然であったと思うのです．

　いずれにしても，withコロナ，postコロナ時代の「育ち」，「学び」を考える際には，このようなことも頭に入れておく必要があります．また，コロナ禍真っ只中にあるいま，巷では，「早くコロナ前の生活に戻りたい」という声を聞きます．でも，このように考えてくると，こと子どもの"からだと心"という点では，決してbeforeコロナに回帰してはいけないと強く強く思うのです．

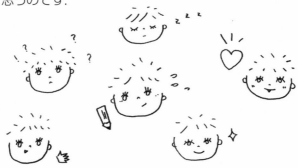

Chapter 8

50年＋の変遷で考える
子どもの「からだと心」
:「からだのおかしさ」が
問いかけていること

　いつの時代も，人々の健康課題には，それぞれの時代背景が反映しています．このことは，第一次世界大戦中のスペイン風邪（インフルエンザ），第二次世界大戦直後の劣悪な衛生状態による感染症や寄生虫病，あるいは食糧難による虚弱児や脚気，高度経済成長期の公害病が，それを雄弁に語ってくれています．

　無論，社会動向が色濃く反映したこれらの健康被害は子どもに限ったことではありません．けれども，その影響を大きく受けるのが子どもを含む生理的弱者であることも事実です．

　そのためここでは，子どものからだと心・連絡会議が「子どものからだ元年」と位置づける1960年まで遡り，10年間ずつの区分で子どもの"からだと心"の問題を整理してみたいと思います．そして，その時々に子どもの"からだと心"が教えてくれていたメッセージを読み解いてみたいと思います．

1960年代：からだのおかしさ散見期

　1960年代は，高度経済成長の最盛期でした．テレビ，洗濯機，冷蔵庫が家電製品の「三種の神器」と喧伝されたように，国民生活はみるみる便利で快適なものに変貌していきました．1964年の東京オリンピック開催も追い風となって，大規模なインフラ整備も一気に進みました．

　ところが，このような経済成長は，産業活動の副産物として排出される有害物質による公害病を惹起する結果を招くに至ることにもなってしまいました．水俣病，第二水俣病，四日市ぜんそく，イタイイタイ病の四大公害病はその代表例です．

　このような社会変化が，子どもの生活や“からだと心”を変化させたことは想像に難くありません．「カギっ子」の誕生は，そのことを如実に物語っています．また，都市部への人口流出は人間と自然とのつながりを奪っただけでなく，地域共同体のつながりの崩壊を招き，子育てもその変化が迫られることになりました．

　『子どものからだと心白書2020』（子どものからだと心・連絡会議編）によると，「遠足で最後まで歩けない子がいる」との発言に対して，「体力が低下したのか」，「根性がなくなったのか」，それとも「土踏まずの形成が遅くなったのか」ということが議論されたのは1960年のことです．このことが教えてくれているように，戦後の日本において子どものからだが「どこかおかしい」，「ちょっと気になる」ということが，最初に心配されはじめたのはこの時期でした．そのため，子どものからだと心・連絡会議では，1960年を「子どものからだ元年」と位置づけています．

　このように，1960年代は「公害病」だけでなく，いわゆる「からだのおかしさ」の問題がみえ隠れしはじめた時期であったといえます．そのためここでは，「からだのおかしさ散見期」と位置づけてみることにしました．

1970年代：からだのおかしさ顕在期

　1970年代は，オイルショックにより高度経済成長期が終焉を迎えて安定経済成長期に移行する一方で，「第2次ベビーブーム」の到来を迎えました．いわゆる「団塊ジュニア」の誕生です．

　また，「マクドナルド」や「ミスタードーナツ」といった外食ファストフード店，「日清カップヌードル」に代表されるインスタント食品，さらには，朝7時から夜11時までの営業時間を店名にした「セブンイレブン」1号店も登場します．

　このような中，1960年には5歳（年長）で89.82％，11歳（小学6年生）で79.71％，14歳（中学3年生）で74.15％であった「むし歯」被患率が，1970年には95.4％，91.3％，92.1％に上昇することになります．

　また，1971年には全国各地に点在する養護教諭の自主サークルが結集して「全国養護教諭サークル協議会（全養サ）」を誕生させます．このような動きは，その背景に子どもの"からだと心"に関する心配が横たわっていたことを推測させます．そして，1975年の夏に開催された全養サ第5回全国研究集会（高知）では，大阪健康を守るサークル連絡会の吉永富美子氏が「背すじが妙だ」と発言し，背骨が曲がっているのは日常生活や健康的な生活リズムが破壊されているからではないだろうか，といったことも議論されています．

　その後この発言は，子どもの「背筋力」，「運動（機）能」等に関する議論も次々に生み出し，1978年にはいわゆる「実感調査」がNHKと日本体育大学体育研究所との共同研究として実施されるに至りました．この調査結果に基づいて製作されたNHK特集「警告！こどものからだは蝕まれている!!」（1978年10月9日放映）は，予想をはるかに超える反響を呼び，子どもの"からだ"への国民的関心が拡がりました．そして，そ

のような議論の場として，国際児童年の1979年に誕生したのが「子どものからだと心・連絡会議」だったというわけです．当然，その背景にも，日常的に目にする子どもの"からだ"の異変の実感が横たわっていたものと推測できます．

　このように，1970年代は「からだのおかしさ」が一部の専門家だけでなく，多くの国民の間で共有，心配されはじめた時期であったといえます．そのためここでは，「からだのおかしさ顕在期」と位置づけてみることにしました．

1980年代：からだのおかしさ拡大期

　1980年代は，その後半に「バブル期」が到来し，高度経済成長期以降の低成長時代を脱却，好景気時代を迎えます．

　いまでこそ，ビジネスマンの必需品になったPCですが，日本においてオフィスのOA（Office Automation）化が進められたのもこの時期でした．その結果，子どもの生活も大きな変化を余儀なくされます．

　1970年代後半に生まれた「受験戦争」のコトバに象徴される学歴信仰はますます激化していきました．また，テレビゲームの登場は子どもの遊びを一変させることになりました．

　さらに，このような生活の変化は子どもの"からだ"に異変をもたらしました．テレビの登場と軌を一にして1970年代中頃から増加し続けていた「裸眼視力1.0未満」，いわゆる視力不良の問題は，一層深刻な様相を呈するに至りました．そればかりか，「自律神経機能」の問題も表出しはじめるようにもなりました．

　自律神経機能が自然に成長しないことについて，澤山信一氏は『全国養護教諭サークル協議会40年のあゆみ』の中で「人間の生存の基底で

ある自律神経系は，人と自然との関係の不調和によるだけでなく，人と人との関係障害によってもおびやかされていた．その意味で，自律神経失調症候群は『関係の病』といわれる」と表現しました．このことは，"1980年代の荒れ"に象徴される「校内暴力」や「いじめ」といった問題事象でもうかがえます．

　このように，1980年代はそれまでに指摘されてきた「むし歯」や「背すじ」の問題だけでなく，「視力」，「自律神経機能」等々，「からだのおかしさ」が多様に表出した時期であったといえます．そのためここでは，「からだのおかしさ拡大期」と位置づけてみることにしました．

1990年代：人間的危機の表出期

　1990年代は，「バブル期」が崩壊し，経済の停滞期が続きます．いわゆる「失われた10年」と称される時期です．また，高度情報化社会，国際化社会の潮流とも相まって，あらゆる分野で従来の価値観が問い直されることになります．

　教育界も同じです．「新学力観」や「ゆとり教育」といった旗印のもとにその改革が進められました．「学校週5日制」が月1回（1992年9月〜），月2回（1995年4月〜）の段階的実施を経て，2002年に完全実施されるようになったのもこの時期です．

　ところが，このような改革が子どもの"からだと心"の変化に対応するものでなかったことは，1980年代にみられた問題が「前頭葉機能」の異変という形でも表出しているだけでなく，免疫系の問題とも関連する「アレルギー」といった問題にも波及している様子から明らかです．加えて，"学級崩壊"，"キレる"，"保健室登校"，"不登校"，"自殺"といった行動特性の問題も顕在化し，2020年代の現在まで引き継がれること

になります．正に，「関係の病」が一層深刻化していることを教えてくれています．

　前述したように，ヒトは「人間」です．人間は“人の間”と書くように，一人で進化してきたわけではありません．家族や仲間とともに進化してきました．その意味で，「関係の病」は人間的危機の反映と解釈することができます．

　このように，1990年代は「関係の病」が一層深刻化し，人間的な行動の問題も現れはじめた時期であったといえます．そのためここでは，「人間的危機の表出期」と位置づけてみることにしました．

2000年代：動物的危機の表出期

　2000年代は，米国同時多発テロやリーマンショック後の世界同時不況が発生し，日本でも深刻な不況に陥ります．新自由主義の台頭も加わって，貧困，格差の問題がこれまで以上に顕在化することにもなります．

　当然，このような状況が子どもの“からだと心”に及ぼす負の影響は小さくありません．従来より，指摘されてきた「視力」，「自律神経機能」，「前頭葉機能」，「アレルギー」等といった問題は，ますます深刻化の様相を呈するに至ります．

　加えて，自律神経機能や前頭葉機能の問題の根底にあるとも考えられる「睡眠」の問題についても，世界で最も眠っていないのが日本の子どもたちと指摘され，その状況は現在まで存続しています．また，便利で快適すぎる生活に加えて，テレビゲームやケータイといったスクリーンに向かう生活は，子どもたちを屋内に閉じ込めて椅子に拘束し，身体活動量の低下問題を招くようにもなりました．さらに，養護教諭といった一部の専門家が1980年代に実感しはじめた「低体温傾向」の問題も，

広く多くの人が実感するようにもなりました.

　やはり前述したように,ヒトは「動物」でもあります.動物は"動く物"と書くように,元来,動かなければヒトにも,人間にもなれません.つまり,「睡眠」や「身体活動」,「低体温傾向」に関わる問題まで心配されはじめた状況は,人間的というより動物的な問題と考えることができるわけです.

　このように,2000年代は従来の「人間的危機」の問題に動物的な問題も加わりはじめた時期であったといえます.そのためここでは,「動物的危機の表出期」と位置づけてみることにしました.

2010年代：地球的危機の表出期

　2010年代は,「からだのおかしさ」,さらには,「人間的危機」,「動物的危機」が解決されずに,ますます深刻化の一途を辿る中,地震や異常気象,感染症等の災害が猛威を振るいます.記憶に新しい東日本大震災(2011年3月),熊本地震(2016年4月),西日本暴雨(2018年7月),北海道胆振東部地震(2018年9月),東日本台風(2019年10月)等々は,いずれもこの10年間の出来事です.「未曾有」や「想定外」,「観測史上初」,「100年に1度」といった類いのコトバを耳にする機会が本当に増えました.

　なかでも,東日本大震災はその被害だけに止まらず,それによる津波被害が原発事故を招き,被災地の人々のいのちと健康,生活を崩壊させる結果を招きました.そして,その被害はいまなお続く「人災」となっています.

　さらに,2010年代が終わりを迎えようとする2019年12月には,中国・武漢で新型コロナウイルスが猛威を振るいはじめました.このパン

デミック（世界的大流行）は，2021年3月現在，未だに終息の兆しをみせていません．コロナ禍が日本の子どもたちに限らず，世界中の子どもたちの“からだと心”に試練を及ぼしていることは，Chapter7で紹介した緊急調査の結果を含めて，世界中の多くの調査結果がそれを物語ってくれています．

一方で，地球は46億年前に誕生しました．そして，その岩石層に残された生物の化石等に基づいて，それぞれの地質時代が区分されてきました．多くの人が耳にしたことがある「ジュラ紀」というのは，この地質時代区分の1つで，いまから1億9960万年から1億4550万年前までの期間を指します．多くの恐竜が繁栄した時代としてご存じの方も多いのではないでしょうか．

近年，この地質時代が新しい時代に突入していたのではないか，との議論が盛んに行われています．人類の活動の痕跡が地表を覆い尽くしたということで「人新世（Anthropocene）」と呼ばれる新しい地質時代に突入したのではないか，という議論です．確かに，都市部はビルや建物，道路や線路，山間部もダム，鉄塔，送電線で覆われていますし，海底に目を転じても，コンクリートやプラスティックゴミ等を確認することができます．地球の表面に新しい時代の痕跡が認められているというのもうなずけます．

当然，このような地球への無秩序で際限のない攻撃は，地球の地質や生態系に変化を及ぼし，人類の健康にも影響を及ぼすことになります．地震発生との関係は不明であるものの，度重なる自然災害や新型コロナウイルス等は，地球からの逆襲と捉えることができるでしょう．それらが，森林破壊による温暖化や生態系の破壊，マイクロプラスティックによる海洋汚染等の環境問題，都市集中によるいびつな分布の人口問題，さらには，グローバル化社会の実現による国際人口移動やそれに伴う温室効果ガスの排出等々といったことと直接的，間接的に関連していることは

誰もが認めることです．疑う余地がありません．正に，「プラネタリー・ヘルス（Planetary Health）」や「ワンヘルス（One Health）」といったことが叫ばれる所以でもあります．

このように，2010年代は「人間的危機」，「動物的危機」に止まらず，われわれ人類が進化してきた地球そのものの危機がみえはじめ，そのことが子どもはもちろん，人類の健康，さらには存続にさえ大きな試練をみせはじめた時期であったといえます．そのためここでは，「地球的危機の表出期」と位置づけてみることにしました．

子どもの「からだと心」に関する議論を！

以上，本章では，日本の子どもの"からだと心"の変化を1960年代から振り返り，それぞれの時代の特徴を整理してみました．

その結果，劣悪な衛生状態による感染症や寄生虫病，あるいは食糧難による虚弱児や脚気等といった問題にはじまった戦後日本における子どもの健康課題は，1960年代以降，高度経済成長期に公害問題が噴出して公害病が社会問題になるとともに，便利で快適な生活に変貌していく中で，「むし歯」，「視力不良」，「肥満・痩身」，「アレルギー」等といった問題だけでなく，いわゆる「からだのおかしさ」が散見されはじめ，次第にそれが顕在化，拡大化した後，「人間的」，「動物的」危機の時代を経て，人類の進化を演出した「地球」そのものの危機を招くまでに至ってしまっている現状を解き明かすことができました．まぎれもなく，人類史上初の危機です．

もちろん，これらの整理は，私の独断によるものです．また，世の中で多用されているように，便宜上，10年ごとの区分で整理しましたが，子どもの"からだと心"が都合よく10年ごとに変化し，転機を迎えてい

たわけでもありません．そのため，まだまだ不十分な整理であることは
否めません．

　ただ，よくいわれるように，提案がないと議論が前に進みにくいのも
事実です．そのため，思い切って提案してみたというわけです．この整
理が呼び水になって，子どもの"からだと心"に関する議論が全国各地
で旺盛に巻き起こることを期待したいと思います．

豊かさ，しあわせのための「経済発展神話」!?

　私の恩師・正木健雄氏は，かつて，その著書『子どもの体力』（1979）
の中で，人類が進化の過程で身に付けてきたものは，新しく獲得したも
のほど早く崩れていくという仮説を「人間の進歩と退歩の順序」と題し
て図示しました．そして，「この答えがあてはまるのは"このまま放って
おけば"という条件の時である．おそらく賢明である人間は，このよう
な方向に人間を退歩させることはないだろう」とも記しました．

　ところが，子どもの"からだと心"に現れた「おかしさ」の現実は，
その後も拡大した後，「人間的危機」，「動物的危機」を経て，「地球的危機」
にまでその危機を進行させてしまいました．しかも，想定をはるかに超
えるスピードで，です．そしてその背後には，いつも無秩序で，際限の
ない経済活動がありました．

　他方，私たちは，「経済発展の先に『豊かさ』や『しあわせ』がみえて
くる」と何の疑いもなく思い込んでいました．信じてもいました．その
結果，確かに便利で快適な生活を手中に収めることができました．でも，
「豊かさ」や「しあわせ」はどうでしょうか．

　むしろ，子どもの"からだと心"の危機，"地球"の危機を招いたのは，
「豊かさ」や「しあわせ」をもたらすと信じて疑わなかった経済活動その

ものだったともいえます．それはまさしく，経済発展の先の「豊かさ」，「しあわせ」は，「神話」だったということです．「経済発展神話」です．

　その上，それぞれの時代の経済活動は，子どもが推し進めてきたわけではありません．私たちおとなが推し進めてきたものばかりです．このことからも，子どもの"からだと心"や"地球"そのものの危機といった問題の原因は，子どもたちではなく私たちおとなにあったといえるのです．

　にもかかわらず，昨今のコロナ禍では，学校が休校になっても，7時間目や土曜日に授業が行われても，学校行事が中止になっても，夏休みや冬休みが短くなっても，給食でのおしゃべりを禁止されても，部活動ができなくても，子どもたちは口をつぐみ，文句もいわず，マスクを着けてくれています．自粛生活を続けてくれています．やれ「Go to トラベル」，やれ「Go to イート」と，経済活動の再開に躍起になっているおとなたちを横目に，です．スェーデンの環境活動家グレタ・トゥンベリさんをはじめ，世界中の若者たちが怒りの声を上げるのも当然です．

いまこそ，「ホモ・サピエンス」であれ！

　「ホモ・サピエンス（Homo sapiens）」というラテン語は，「賢い人」という意味を持ちます．

　いまこそ，その真価が問われています．いまこそ，子どもたちが自らの"からだと心"を犠牲にして発してくれているSOSをこれまで以上に直視する必要があります．そして，子どもの"からだと心"がその時々に教えてくれている危機に目を向けて，間違った方向への前進を止め，真摯に反省するともに，正しい方向に舵を切るべきです．

　その意味でも，2019年3月，国連子どもの権利委員会により示された

「日本政府第4・5回統合報告書に関する最終所見」において，「子ども時代」の確実な保障が勧告されたことの意義は小さくないと思います．これが，国際社会から突きつけられている評価です．

このように，「子ども時代」の確保が勧告されているのは，世界を見渡しても日本だけです．私たちの社会は，いつの時代の子どもたちも，当たり前のように保障されてきた「子ども時代」を，withコロナ，postコロナ時代の子どもたちにプレゼントする必要があるといえるでしょう．

でも，前述したように，「社会を映す鏡が子ども」です．そう考えると，子どもたちの自殺，いじめ，不登校等が社会問題になり，「子ども時代」の保障が叫ばれることは，過労死，自殺，ハラスメントがやはり社会問題になり，「働き方改革」が声高に叫ばれていることと無関係とはいえません．

つまり，人類が進むべき正しい道への方法転換は，単にそのことだけに止まらず，「子ども時代」を保障することにも，私たちおとなも含めた人類全体の「豊かさ」や「しあわせ」を保障することにもなり得ると思うのです．

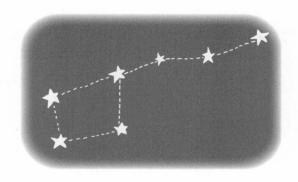

Chapter 9

国際社会がみた日本の子どもの「からだと心」：子どもの権利条約と「子どもの世紀」のための今後の課題

2019年：国連「子どもの権利条約」の3つの節目

　ここまでのところで，再三お伝えしてきたように，日ごろ私は「子どものからだと心・連絡会議」をはじめ，「教育科学研究会・身体と教育部会」，「全国養護教諭サークル協議会」といったNGOでの議論に参加し続けています．そしてそこでは，子どもと接する中で感じている子どもの"からだと心"の心配事や不思議等々をワイワイ・ガヤガヤ議論することが大切にされています．さらに，そのような議論で知った日本の子どもの「からだのおかしさ」の状況を，国の内外を問わずあらゆる機会に発信し続けることにも努めています．なぜならば，「事実が人を動かし，社会をつなげる」と思うからです．このような活動には，国連子どもの権利委員会に日本の子どもの危機（クライシス）を伝えることも含まれています．

　「子どもの権利条約」が国連の全会一致で採択されたのは1989年のことでした．そのため，一昨年（2019年）は30周年の節目の年でした．

加えて，この条約が日本で批准されたのは1994年でしたから，その意味でも25周年という節目の年であったということになります．

　いうまでもなく，あらゆる人権条約はそれが批准されたからといって，その権利が守られたことにはなりません．子どもの権利条約も同じです．そのため，子どもの権利条約の第44条の1には，「締約国は，(a)当該締約国についてこの条約が効力を生ずる時から2年以内に，(b)その後は5年ごとに，この条約において認められる権利の実現のためにとった措置及びこれらの権利の享受についてもたらされた進歩に関する報告を国際連合事務総長を通じて委員会に提出することを約束する」と記されています．このようなシステムを「報告審査制度」といいます．

　日本政府もこの約束に従って，1996年に初回報告，2001年に第2回報告，2008年に第3回報告，そして2017年に第4・5回統合報告を提出してきました．

　ただ，この報告審査制度は，そもそも権力があるということで最も権利を侵害してしまう可能性がある政府にその現状を報告させるという仕組みになっています．例えるならば，ヒツジの番をオオカミにさせておいて，その数をオオカミに報告させているというわけです．これでは，ヒツジを食べてしまっても，その分を差し引いた数を報告すればいいわけですから，抜け道だらけの仕組みともいえます．そのため，審査システムの中では最も脆弱な仕組みといわれており，数十年来に亘る国連の課題であったともいいます．

　この課題の克服として国連が考えたのが，市民・NGOからの報告も受け付けるということでした．つまり，ヒツジからの報告書も受け付けようという作戦です．具体的には，締約国政府から提出された報告と市民・NGOから提出された報告に目を通した上で，締約国政府にヒヤリングを行い，その結果を「最終所見」にまとめて公表するという段取りになっています．

対して，日本の市民・NGOは，ヒツジからのこうした報告書をバラバラに国連に届けるよりも，統一報告書として届けた方が国連子どもの権利委員会による日本政府報告書の審査がより実効的なものになるだろう，と考えました．そして，1996年4月7日，「子どもの権利条約 市民・NGO報告書をつくる会」（その後，「子どもの権利条約 市民・NGOの会」に改称）が設立しました．つまり，各市民・NGOが作成した基礎報告書を集約して，それに基づいて統一報告書を作成し，国連に届けようというわけです．

　当然，私の所属する種々のNGOもこの趣旨に賛同し，設立当初からこの運動に賛同し，参加してきました．そして，これまでの審査に際して，基礎報告書を提出してきました．

　2019年は，3月に第4・5回統合報告に対する「最終所見」が示された年でもありました．ですから，その意味でも2019年は節目の年であったといえるのです．

子どもの権利に関する日本政府の認識

　今回の審査に際して，日本政府が「第4・5回統合報告書」を提出したのは2017年のことでした．

　ところが，そのパラグラフ123には，「（前略）仮に今次報告に対して貴委員会が『過度の競争に関する苦情が増加し続けていることに懸念を持って留意する．委員会はまた，高度に競争的な学校環境が，就学年齢になる児童の間で，いじめ，精神障害，不登校，中途退学，自殺を助長している可能性がある』との認識を持ち続けるのであれば，その客観的な根拠について明らかにされたい」と記されていました．唖然としました．文字通り，「開いた口が塞がらない」といった感じでした．

このような記述の背景には，1998年，2004年，2010年に示された過去3回の「最終所見」があります．そこでは，極度（あるいは高度）に競争的な教育制度によるストレスが子どもの発達をはじめ，種々の問題を引き起こしていることが一貫して懸念され，その是正が勧告され続けていました．

　つまり，「これまで国連子どもの権利委員会が示し続けてきた勧告の根拠がわからないから，その証拠を示せ」というのが，日本政府による主張だったのです．

日本の子どもたちの多くは被虐待児なのか？

　日本政府によるこのような現状認識は，国連子どもの権利委員会だけでなく，私たち市民・NGOの認識とも異なりました．そのため，今回の審査に際しては，日本の子どもたちの危機（クライシス）を示す新たな証拠を国連子どもの権利委員会に届けることが「市民・NGOの会」の最大の課題になりました．ただ，日本政府による上記の現状認識は，過去3回に亘って市民・NGOの統一報告書で示してきたデータや事例だけでは，なかなかそれを理解してもらえないことも示しています．

　これまで市民・NGOの統一報告書では，日本の子どもたちにおける「いじめ」，「不登校」，「校内暴力」，「自殺」のデータを示し続けてきました．これらは，プレッシャーを他者に転嫁して起こる事象として「いじめ」，プレッシャーから逃げようとして起こる事象として「不登校」，プレッシャーに対応して起こる事象として「校内暴力」，プレッシャーを感じる自分さえなくしてしまおうとして起こる事象として「自殺」と解釈できます．

　ただ，これらのインジケータだけでは理解してもらえないというわけ

ですから，今回の統一報告書では，「子どものからだと心・連絡会議」の基礎報告書を全面的に参考にしつつ，Chapter1で紹介した日本の子どもを対象とした前頭葉機能に関する調査結果に基づいて，落ち着きがない不活発型の子ども（特に男の子）が増えている様子，いわゆる「よい子」を演じなければならない「抑制型」の子どもたちが男女とも一定数存在する様子を報告することにしました．加えて，Chapter2で紹介した日本の子どもたちの自律神経機能に関する調査結果に基づいて，日本の子どもたちの自律神経が過剰反応を示す傾向にある様子，さらには，Chapter4で紹介した睡眠・覚醒機能が乱れていることを示す調査結果も報告することにしました．

　米国の精神科医ジュディス・ハーマン氏は，その著書『心的外傷と回復』（みすず書房，1999）において，虐待を受けている子どもの多くが警戒的過覚醒状態にあり（自律神経の過剰反応），睡眠と覚醒，食事，排泄等の周期の乱れを呈し（睡眠・覚醒機能の乱れ），落ち着いていられず（不活発型の増加），いわゆる「よい子」であろうと執拗に努力し続けている（抑制型の出現）と鋭く分析しています．

　対して，本書で紹介してきた日本の子どもの"からだと心"に関する調査結果は，いずれも学校に通っている，いわば「健康」と思われている子どもたち，「普通」と思われている子どもたちを対象に収集されたものです．にもかかわらず，そこに示されている症状は虐待を受けている子どもたちと共通しているものばかりといえないでしょうか．つまり，日本の多くの子どもたちは虐待を受けている子どもたちと同じ身体症状を呈していると解釈できるのです．

　当然，虐待には加害者がつきものです．ただ仮に，虐待を受けていなくても，塾や習いごとで忙しい毎日を送っているいまの子どもたちの状況は誰の目にも明らかです．そればかりか，自己責任さえ問われ，つねに競争することを強いられる上に，将来の希望さえ抱きにくい状況もあ

ります．さらに，教育費の公的支出が十分とはいえない中，子どもの相対的貧困率は過去最悪の数値を示し続けています．

これでは，虐待を受けているのと同じ影響が子どもの"からだと心"に及んでいても不思議ではないように思うのです．

虐待を発見した者には，それを通報する義務があります．私たちが，国連子どもの権利委員会に社会的虐待ともいえるこのような事実を報告した所以でもあります．

国連子どもの権利委員会による最終所見と子どものからだと心・連絡会議による緊急提言

残念ながら，教育制度をはじめとする種々の仕組みの競争主義的な側面が子どもの発達をゆがめているという認識が2017年時点の日本政府にはありませんでした．そのことは，「日本政府第4・5回統合報告書」が示す通りです．

それに対して，市民・NGOの会は，「不登校」，「校内暴力」，「いじめ」，「自殺」といった従来のインジケータに加えて，虐待を受けている子どもと共通の身体症状を呈する日本の子どもの"からだと心"の現実を，「子どもが警戒的過覚醒状態にあることを示す新しいデータ」という見出しを付して，国連子どもの権利委員会に報告することにしました．

これらの報告書を受けて，国連子どもの権利委員会はどのように反応したのでしょうか．その結果が，2019年3月に示された「日本政府第4・5回統合報告書に関する最終所見」にあります．

注目すべきは，そのパラグラフ20です．前述したように，そこでは「本委員会は、（中略）以下のことを要請する．（a）社会の競争的な性格により子ども時代と発達が害されることなく，子どもがその子ども時代を享

受することを確保するための措置を取ること」が勧告されたのです.

　実は，子どものからだと心・連絡会議では，2018年12月に開催された「第40回子どものからだと心・全国研究会議」における参加者の議論をまとめて「緊急提言」を発信しています（**図9-1**）．そしてそこには，「子どもの意見を聞きながら，友だちと遊びこんだり，家族とゆったり過ごしたり，十分な睡眠をとったり等々，時間的にも精神的にも社会関係的にも，豊かな子ども期を過ごせるような仕組みをつくろう．そのためのおとなのゆとりも保障しよう」とあります．なんと，国連子どもの権利委員会からの「最終所見」が示される4ヵ月も前に上記勧告と同じような提言をしていたというわけです.

　このような事実は，私たちの主張が国際的にも間違いでなかったことを物語ってくれており，大いに勇気づけられました．また，希望も与えてくれました．しかも，過去3回の最終所見では「教育制度」に限定していた問題の原因が，今回の最終所見では「社会」にまで及んでいます．また，「発達」だけでなく「子ども時代」の問題にも言及してくれています．つまり，これまでよりもさらに踏み込んだ勧告が示されたといえるのです.

「子ども時代」の保障は，
日本の子どもたちに特徴的な問題なのか？

　このような勧告を目にして改めて頭をよぎったことは，「他の締約国に対する最終所見では，この点について，どのような勧告がなされているのだろうか」ということでした.

　というのは，日本の子どもの"からだと心"の特徴は，それだけをみていればわかる問題とそれだけではわからない問題があると思うからで

す．もっというと，最終所見が示されているのは日本だけではありません．
「子どもの権利条約」を批准しているすべての締約国に示されているわけ
です．仮に，多くの締約国に対して同じような勧告がなされているのだ
とすると，それは日本の子どもたちの特徴とはいい難いことになります．
逆に，一部の締約国にしかなされていない勧告だとすると，それは日本
の子どもたちに特徴的な問題ということになります．

　ならば，「可能な範囲で，それらにも目を通してみよう！」ということ
で，それぞれの締約国に示されている最終所見を読みあさってみること
にしました．ただ，この作業に取りかかった2020年8月には，子どもの
権利条約の締約国が196ヵ国に達していました．そのすべてに目を通し
ていたら，とてつもない時間を要してしまいます．そのため，この作業
では日本の生活水準や文化圏を考慮して，子どもの権利条約を批准して
いない米国を除くOECD加盟国36ヵ国と中国に対する最新の最終所見
を分析対象にしました．

　すると，教育制度，さらには，社会の子どもに対する圧力とそれによ
る「自殺」といった“生存”，“保護”に関する健康被害は，日本と韓国
に特有の課題と解釈することができたのです．そればかりか，この問題
の“発達”への影響という点では，日本の最終所見では確認できても，
韓国の最終所見でも，それを確認することはできませんでした．つまり，
「発達」と「子ども時代」に関わる問題が勧告されているのは，世界広し
といえども日本だけだったのです．

　そしてこれには，日本の市民・NGO統一報告書で「いじめ」，「不登校」，
「校内暴力」，「自殺」といった従来のインジケータに加えて，被虐待児と
同様の身体症状を示すデータを示したこと（要は，通報したこと）がその
まま反映したとも解釈できるのです．

「子ども時代」の保障に向けて

　このように，国連子どもの権利委員会が示す「第4・5回最終所見」に，私たちが思っているような子どもの "からだと心" の現状認識が明示されたことは，この間の活動の成果といえるでしょう．

　ただ，これらの勧告は，それが示されたらおしまいということにはなりません．何度もいうように，子どもの "からだと心" の危機が解決したわけではないからです．このような「最終所見」も活用しながら，子どもの権利を確実に保障する必要があります．そしてそれには，子どもが置かれている厳しい現実をより広く発信しなければなりません．

　「第3回最終所見」以降も，私の所属する諸団体では目の前の子どもの "からだと心" が直面している現実を常に交流し合ってきました．そして，機会あるごとにその現実を発信することに努めてきました．その結果，今回の市民・NGOの統一報告書では，被虐待児の身体症状に類する子どもの "からだと心" の状況を健康領域の問題と矮小化せずに，総論部分でそれを紹介してくれました．また，そのような私たちの報告書を受けて，国連子どもの権利委員会もしっかり反応してくれました．

　このような一連のプロセスで感じたことは，子どもの現実を知ってもらうことの大切さです．子どもの現実を知れば，何かが動き出すということです．逆にいうと，現実を知らないと驚くようなことが起こります．日本政府による今回の報告書は，そのことを如実に教えてくれています．「知らないって恐い！」と改めて思います．と同時に，私たちは子どもたちが置かれている厳しい現実を，もっともっと広く発信し，一人でも多くの方々にこの事実を知ってもらう必要があると思うのです．

　また，国連子どもの権利委員会から示されたこの勧告を目にして改めて思ったことは，登校時に道路の白線の上を歩く子どもの姿も，おしゃ

べりをしながら花を摘む姿も，寄り道をする姿も，秘密基地をつくる姿も，いたずらの相談をする姿も，すべて発達欲求だったのではないか，ということです．つまり，子どもたちが隙間の時間に行う無駄そうにみえることは決して無駄ではなかったのです．グ～タラすることや夢中になって遊び込むことに意味があるのです．

　その点，「子ども時代」の必要性を示す証拠もまだまだ十分とはいえません．子どもの"からだと心"に関する声にならないSOSの証拠の蓄積も，十分とはいえません．もっともっとこれらの証拠を集めること，新たな証拠を蓄積することに注力しなければならないとも思っています．いつの時代の子どもたちも学校だけで育ってきたわけでも，学校だけで学んできたわけでもありません．豊かだったかつての放課後がいかに多くの学びを提供してくれていたかということを痛感します．ただ，その重要性を示す証拠は，あまりにも少なく，まだまだ蓄積が必要です．

　また，このような作業は，本格的なAI時代，GIGAスクール時代の到来に備えて，学校の必要性だけでなく，遊びや隙間の時間等の必要性を問う際にも役立つ証拠になると思うのです．

　当面は，これらを着実にクリアしていくことが課題です．ただ，それには一人でも多くの方の力が必要です．子どもの現実を知ってしまったいま，後戻りはできません．一緒に子どもの"からだと心"のピンチをチャンスにかえていきましょう．

　きっとその先には，真の「子どもの世紀」がみえてくると思うのです．真の「豊かさ」と「しあわせ」がみえてくると思うのです．

子どものからだと心に関する提言

　病気とはいえないものの，健康ともいえない子どもの"からだのおかしさ"は，ますます深刻化の一途を辿っています．「子どものからだと心・連絡会議」では，1979 年の結成以来，毎年 1 回「子どものからだと心・全国研究会議」を開催してきました．そして，子どものからだと心の事実に基づいて，"おかしさ"の変化を正確にとらえるとともに，関連の情報交流や問題解決のための議論に努めてきました．

　一方で，貧困，虐待，いじめ，自殺，生活の多忙化，夜型化・深夜型化，ネット依存等々，子どものからだと心の危機を示す出来事が連日のように報道されています．これらは，「現代の子どもに特徴的な"からだのおかしさ"の一つとして議論してきた前頭葉などに関わる脳機能全体（≒心）の育ちの問題をますます悪化させているのではないか」との懸念を抱かせます．

　このような問題意識の下，40 回目の節目を迎える「第 40 回子どものからだと心・全国研究会議」の開催に向けて，昨年から今年にかけて実施されてきたのが「子どものからだと心の全国的共同調査」です．その結果，次ページ以降の**「ダイジェスト版」**が示すような子どものからだと心が発する SOS ともいえる現実（証拠）を知るに至りました．

　以上のことから，私たち全国研究会議の参加者は，本調査の結果とそれに基づく本全国研究会議での議論を踏まえて，子どものからだと心が豊かに育つこと，ならびに子どものからだと心に関する権利の向上のために，以下の 3 点を提言することとします．

1. 「子どものからだと心の全国的共同調査」の結果（ダイジェスト版）に示したような子どものからだと心が発する SOS ともいえる厳しい現実（証拠）を直視しよう．

2. 子どもの意見を聞きながら，友だちと遊びこんだり，家族とゆったり過ごしたり，十分な睡眠をとったり等々，時間的にも精神的にも社会関係的にも，豊かな子ども期を過ごせるような仕組みをつくろう．そのためのおとなのゆとりも保障しよう．

3. ゲームやスマホ等の電子メディアについては，社会的なルールを早急に整備するとともに，子ども自身がスクリーンにコントロールされるのではなく，スクリーンをコントロールできる力を身につけるような働きかけをしよう．

2018 年 12 月 9 日

第 40 回子どものからだと心・全国研究会議参加者
子どものからだと心・連絡会議

■この件に関するお問い合わせ先

子どものからだと心・連絡会議　事務局
　〒158-8508　東京都世田谷区深沢 7-1-1
　日本体育大学野井研究室気付
　Tel & Fax：03-5706-1543

図9-1　子どものからだと心・連絡会議による「子どものからだと心に関する提言」

子どもの「からだ研究」における
私たちの研究手法

３つの "実" へのこだわり

　第1部，第2部を書き終えたいま，改めて思うことは，「病気」とも，「障がい」とも，「症候群」とも，はたまた「体力低下」ともいえない「からだのおかしさ」を，よくここまで議論することができたなあ，ということです．そういった意味では，日本の子どもの「からだ研究」の水準の高さを痛感します．そして，このような研究成果を世に送り出すことができた秘訣の1つは，「3つの "実"」を意識した研究活動にあったとも思います．「3つの "実"」とは，「"実" 感」，「"実" 態（事 "実"）」，「"実" 践」です．

　いうまでもなく，私たちが行う子どもの「からだ研究」では，目の前の子どもたちの実態からスタートすることが大切です．また，そもそも，何が問題なのかがわからなければ，その問題を解決することはできません．そのため，可能な限り鮮明に問題の所在を明らかにする作業が必要になります．

　ただ，ややこしいことに，日本の子どもたちに現れた「からだのおか

しさ」の問題は，学校健康診断やスポーツテストの結果をみているだけ
では発見できないものでした．そこで注目したのが，保育・教育現場の
先生方や子育て中のお母さん，お父さん，さらには，子どもと関わるあ
らゆる立場の方々が抱く「実感」でした．そのような方々は，子どもと
一緒に生活をしていますから，子どもの変化を敏感にキャッチしてくれ
ているはずという発想です．そのような毎日の中で抱く「実感」は，きっ
と，何かを物語ってくれているはずという発想です．実際,そのような「実
感」が優れた感度と高いアンテナを有していたことは，本書が物語って
くれている通りです．

　つまり，「実感」にこだわることは，子どもの "からだと心" の危機を
克服するための大切な第一段階の作業といえるのです．

　そうはいっても,「実感」と「実態（事実）」とは異なる次元の問題です．
また，先生同士や保護者同士というように，同じ立場の者同士であれば
実感だけで共有しあえる子どもの様子も，立場が異なると，観察してい
る子どもの様子が異なることから共有しきれないこともあります．さら
に，新自由主義社会の潮流のもとでは，手を組むべき園・学校，家庭,
地域が分断されてしまい，ますます共有できないというケースが増えて
いるとも感じます．

　そのようなときに有効なのが，子どもの "からだと心" の「実態（事
実）」を示す証拠です．お互いの間に溝ができてしまっていても，溝のこ
ちら側からもあちら側からもみえる「実態（事実）」を提示することがで
きれば，子どもを中心に据えた議論が可能になります．議論ができれば,
お互いの立場を理解し合うこともできるでしょう．また，その「実態（事
実）」が子どもの危機（クライシス）を示す証拠であれば，自ずとそれを
改善するための次の動きも生まれてくるでしょう．要は，「事実が人を動
かし，社会をつなげる」ということです．

　つまり，「実態（事実）」にこだわることは，子どもの "からだと心" の

危機を克服するための第2段階の作業といえるのです.

　さらに，子どもの「からだ研究」の最終目標は，子どもの "からだと心" の危機を克服することにあります. 元気にすることにあります. そのため, 何度もいうようですが, "からだと心" の問題が発見できたらおしまいということにはなりません, 把握できたらおしまいということにもなりません. それぞれの問題を改善する必要があります. そのため, 改善のためのヒントを探して, 仮説を立てて「実践」し, 証拠と物語に基づいて, その「実践」の成果と課題を検証するという作業が欠かせません.

　つまり，「実践」にこだわることは，子どもの "からだと心" の危機を克服するための第3段階の作業といえるのです.

　このように，「実感」，「実態（事実）」，「実践」を大切にすることは，結果として，子どもの "からだと心" の実態からスタートすることにつながります. それだけでなく, 問題がみえてきたからおしまいということにもならずに,「からだのおかしさ」の解決を目指した実践を創造することになるとも思うのです.

　このようなことから，今後も「3つの "実"」を大切にしつつ，子どもの「からだ研究」に従事していきたいと思っています.

主体性を持たない "主体性"

　さらに，子どもの「からだ研究」では，保育・教育現場をはじめ，子どもを取り巻くあらゆる方々とのコラボレーションが不可欠です. ときには, 私たちのような研究者も必要でしょう. そのようなときに, 私たちが大事にしていることは,「主体性を持たないという "主体性"」ということです.「一体, 何のこと？」と思う方も, 多いのではないでしょうか. もちろん, ものごとを主体的に進めることは大切なことです. 私も,

そう思います.

　ただ，このEpilogueまで本書を書き進めてきたいま，つくづく思うことがもう1つあります．それは，結局のところ，「保育・教育現場をはじめ，子どもを取り巻くあらゆる現場の『実感』を出発点にして，ただただそのリクエストに応え続けてきた」のが私たちの研究手法であった，ということです．そこには，「主体性がなかった」といわれれば，そうなのかもしれません．

　でも，子どもの「からだ研究」では，常に，その研究が子どものためになり得るものなのか，社会のためになり得るものなのかが問われるべきです．私たちの研究室に掲げられている「研究室訓」なるものの1つに，「子どものためになっているか」が記されているのはそのためです．

　その点，時々刻々変化する子どもの"からだと心"に関する研究を，日常的に子どもたちと接しているとはいい難い研究者が計画していては，ときに「子どものため」になっているかが見失われてしまう危険性があるといえるでしょう．あるいは，問題が山積している子どもの「からだ研究」では，優先順位も大切です．にもかかわらず，いますぐには必要のない研究を手がけてしまうことにもなってしまうでしょう．そのことは，研究機関や行政機関の一室で計画された研究や対策も同じといえます．

　対して，日常的に子どもたちの一番身近なところで生活をともにしてくれている方々が必要だと思う研究や対策は，子どもたちが求めている課題，子どもたちに必要な課題を代弁してくれているとも考えることができるわけです．

　いかがでしょうか．このように考えると，子どもの「からだ研究」を進める上で，「主体性を持たない」ということに徹底する「主体性」も，かなり大切なことであったと思うのです．

あ と が き

　本書の第1部では，日本の子どもにみられる「からだのおかしさ」の証拠とそれに基づく議論を紹介させていただきました．また第2部では，そのような「からだのおかしさ」が私たちに教えてくれていることを紹介させていただきました．

　当然，このような作業は，私一人の力では不可能でした．いまの子どもたちの成育環境や生活環境，家庭環境，友人関係，ときには，文化や興味等々といった「物語」に基づいて，それぞれの「証拠」を解釈する作業（議論）が不可欠です．

　このような作業を積極的に担ってくれたのは，「子どものからだと心・連絡会議」，「教育科学研究会・身体と教育部会」，「全国養護教諭サークル協議会」といったNGOのみなさんでした．ただ，このような議論が行われるのは，大体，土曜日や日曜日といった休みの日です．大事な休日にも，「子どものために」の一心で，これらの議論を積極的かつ旺盛に展開してくださったみなさんに，心より感謝申し上げたいと思います．本当に，ありがとうございました．

　また，本書の特徴は，それぞれのトピックスに関連の「証拠」が示されていることにあります．ただ，これら1つ1つの証拠は，あちこちの現場に出かけていって，データを収集し，それを分析して，まとめなければなりません．決して，一夜にして準備できるわけではありません．何年も，何十年もかけて蓄積してきたものです．

　当然，このような作業も，私一人の力では不可能でした．そこには，子どもたちの"元気"のための研究活動に一緒に従事してくれている多くの仲間たちがいました．とりわけ，前任校の埼玉大学，現任校の日本体育大学では，歴代の多くの大学院生や学部生のみなさんがこの仕事に一緒に汗を流してきてくれました．彼ら，彼女らの力がなければ，本書が世に送り出されることはありませんでした．感謝の意味も込めて，各図表の出典には，それぞれのデータ収集に努めてくれたみなさんの名前も記しています．併せて，ご注目ください．

　おまけに，コロナ禍でのテレワーク続きで「ぎっくり腰」になりながら本書を書き上げることができたのは，図表の作成と校正を担当してくれた鹿野晶子さん（日本体育大学 准教授）をはじめ，現在の研究室を支えてくれているメンバー，田中良さん（同 助教，現 大阪体育大学専任講師），石濱加奈子さん（同 大学院博士後期課程，洗足こども短期大学 教授），榎本夏子さん（同 大学院博士後期課程，現 助教），田村史江さん（同 大学院博士前期課程），勝崎由美さん（同 研究員，法政大学第二中学校 養護教諭），福島藍倫さん（同 事務員）のおかげでした．ときには，土日も関係なく，やはり「子どものために」の一心で，種々の作業に従事してくださったみなさんに，改めて感謝申し上げます．ありがとうございました．

　また，日常的に想いや愚痴を共有し合える「黄ペン会」のメンバーも私にとっては大切な仲間です．山本晃弘さん（カリタス小学校 体育専科教員），中島綾子さん（文教大学付属小学校 養護教諭），下里彩香さん（港区立東町小学校 養護教諭），富川敬子さん（中央区立日本橋中学校 保健体育教諭），松本稜子さん（麻布中学校 養護教諭），ありがとうございました．

　さらに，今回の出版も，それを企画してくださったときから長い年月が経過してしまいました．やはり，「子どものために」の一心で，原稿の完成を粘り強く待ち続けてくださったかもがわ出版の三井隆典会長と本書の出版にご尽力くださった多くの方々にも，感謝申し上げたいと思い

ます．本当に，ありがとうございました．

　さらにさらに，妻・友子さん，長女・和（のどか）さん，三女・希（あかり）さん，そして，天国の次女・温（つつみ）さんの元気と笑顔には，いつものことながら，今回もまた救われました．本当に，自慢の家族です．改めて，ありがとうございました．

　最後になりましたが，日本の子どもたちは自らの"からだと心"を犠牲にして，「声にならない声」を発信してくれています．私たちおとなや社会は，このSOSに反応する義務があります．そういう意味でも，本書は通過点に過ぎません．本書がきっかけになって，子どもの"からだと心"に関する議論が全国各地で巻き起こり，大きな渦になることを期待して，筆を置きたいと思います．

　最後まで，お付き合いいただきありがとうございました．

2021年3月

野 井 真 吾

野井真吾（のい　しんご）／NOI Shingo, Ph.D.

1968 年，東京都生まれ．日本体育大学大学院体育科学研究科博士後期課程修了．博士（体育科学）．東京理科大学・専任講師，埼玉大学・准教授，日本体育大学・准教授を経て日本体育大学・教授．子どものからだと心・連絡会議議長，『子どものからだと心白書』編集委員長．日本幼少児健康教育学会副理事長（紀要編集委員長）．

教育生理学，学校保健学，発育発達学，体育学を専門領域として，子どもの"からだ"にこだわった研究を続けている．具体的には，子どものからだ，心，生活が「どこかおかしい」「ちょっと気になる」という保育・教育現場の先生方，あるいは子育て中のお母さん，お父さんの"実感"をたよりに，子どもの"からだ"にこだわって"事実"を明らかにし，その"実体"を追究する研究活動に努めている．

主な著書に，『新版 からだの"おかしさ"を科学する』（かもがわ出版），『子どものからだと心白書』（ブックハウス・エイチディ），『正しい姿勢で元気な体』（金の星社），『めざせ！からだはかせ 全4巻』（旬報社），『からだの元気大作戦！』（芽ばえ社），『子どもの体温と健康の話』（芽ばえ社），『子どものケガをとことんからだで考える』（旬報社），『ここが"おかしい"!? 子どものからだ』（芽ばえ社），『学校で実践！子どものからだ・心づくり』（教育開発研究所），『きらきらキッズに変身』（かもがわ出版），等がある．

子どもの"からだと心"クライシス
「子ども時代」の保障に向けての提言

2021 年 8 月 10 日　　第 1 刷発行

著　者　©野井真吾
発行者　竹村正治
発行所　株式会社かもがわ出版
　　　　〒602-8119　京都市上京区堀川通出水西入
　　　　TEL 075-432-2868　FAX075-432-2869
　　　　振替 01010-5-12436
　　　　ホームページ http://www.kamogawa.co.jp
印刷所　シナノ書籍印刷株式会社